DIETA CARNÍVORA 2025

120 Receitas para Perder peso e Bem-estar com o Poder da refeição de carne Planeje para otimizar seu Bem-estar

KLARLOCK

ISENÇÃO DE RESPONSABILIDADE

Este livro tem como objetivo fornecer material útil e informativo sobre os temas abordados na publicação. Ele é vendido com o entendimento de que o autor e o editor não estão envolvidos na prestação de quaisquer serviços médicos, de saúde ou outros serviços profissionais pessoais no livro. O leitor deve consultar seu médico, profissional de saúde ou outro profissional competente antes de adotar qualquer sugestão deste livro ou tirar qualquer conclusão. O autor e o editor isentam-se expressamente de qualquer responsabilidade por qualquer responsabilidade, perda ou risco, pessoal ou não, decorrente, direta ou indiretamente, do uso e aplicação de qualquer conteúdo deste livro.

OBSERVAÇÃO

Todas as receitas deste livro foram elaboradas para quatro pessoas. Para esta quantidade devem ser considerados os ingredientes indicados nas receitas. Caso seja necessário alterar a porção, recomenda-se ajustar proporcionalmente as doses dos ingredientes. Recomenda-se também seguir atentamente as instruções de preparo e cozimento para obter o melhor resultado. No contexto deste livro, quando nos referimos a "uma xícara" como unidade de medida de ingredientes, queremos dizer usar uma xícara de cozinha padrão com capacidade de aproximadamente 240 mililitros. É essencial usar um copo medidor para obter as quantidades certas de ingredientes. Se não tiver copo medidor, pode usar um copo medidor graduado, certificando-se de que corresponde corretamente às proporções indicadas. Aqui estão alguns exemplos 1 Xícara de farinha 100 gr. 1 xícara de arroz 200 gr. 1 Xícara de Quinoa 200 gr

RECEITAS PRIMEIROS PRATOS

RECEITAS SEGUNDO PRATOS

INTRODUÇÃO À DIETA CARNÍVORA

A dieta carnívora é uma dieta que envolve o consumo exclusivo de produtos de origem animal, excluindo completamente alimentos vegetais como frutas, vegetais, cereais e leguminosas. Esta dieta tornou-se popular nos últimos anos graças à atenção da mídia e às histórias de pessoas que se beneficiaram dela para a saúde. Fundamentos da Dieta Carnívora A dieta carnívora baseia-se na ideia de que os seres humanos são biologicamente predispostos a comer principalmente carne e. produtos de origem animal. Os defensores desta dieta acreditam que uma dieta rica em proteínas animais e gorduras saudáveis é ideal para a saúde e pode ajudar a prevenir e controlar uma série de condições de saúde, como inflamação, problemas digestivos e distúrbios metabólicos.

Alimentos Recomendados Na dieta carnívora, os principais alimentos são: Carnes vermelhas: bovina, cordeiro, porco, caça. Aves: frango, peru. Ovos: Uma fonte versátil de proteína. Gorduras animais: manteiga, banha, banha. Miudezas: fígado, coração, rins, que são particularmente nutritivos. Benefícios e críticas Os defensores dizem que a dieta carnívora pode melhorar a saúde física e mental, reduzir a inflamação e promover a perda de peso. No entanto, também existem críticas e preocupações relacionadas com este regime, principalmente no que diz respeito à falta de fibras, vitaminas e minerais essenciais presentes nos vegetais, e aos potenciais efeitos negativos no sistema cardiovascular. Conselhos e Precauções Antes de iniciar a dieta carnívora, é importante consultar um profissional de saúde, principalmente para avaliar quaisquer riscos para a sua saúde específica. Além disso, é recomendável monitorar cuidadosamente os níveis de nutrientes e suplementar com vitaminas e minerais conforme necessário.

O QUE É A DIETA CARNÍVORA

A dieta carnívora é uma dieta que envolve o consumo exclusivo de alimentos de origem animal, eliminando completamente os vegetais. Isto significa que quem segue esta dieta come apenas carne, peixe, ovos e laticínios, excluindo frutas, vegetais, cereais, legumes e outros alimentos vegetais.

Princípios Básicos A filosofia por trás da dieta carnívora baseia-se na ideia de que os humanos evoluíram como carnívoros ou pelo menos como predominantemente comedores de carne, e que muitos problemas de saúde modernos surgem de uma dieta que inclui muitos carboidratos e plantas. Os defensores da dieta carnívora afirmam que uma dieta rica em proteínas e gorduras animais é mais natural para o corpo humano e pode levar a melhorias na saúde física e mental.

Alimentos permitidos Carnes vermelhas: como carne bovina, suína, cordeiro e caça. Carnes Brancas: como frango e peru. Peixes e Frutos do Mar: incluindo salmão, atum, crustáceos e moluscos.

Ovos: qualquer tipo. Produtos lácteos: como manteiga, queijo e iogurte (se tolerado). Miudezas: como fígado, coração e rins. Exclusões A dieta carnívora exclui completamente todos os alimentos vegetais, incluindo: Frutas e vegetais Leguminosas Grãos e produtos de grãos Nozes e sementes Benefícios e riscos potenciais Alguns defensores dizem que esta dieta pode ajudá-lo a perder peso, melhorar a saúde mental, reduzir a inflamação e aliviar os sintomas de algumas doenças crônicas. No entanto, também existem preocupações sobre riscos potenciais, tais como deficiências de nutrientes essenciais (por exemplo, fibras, vitaminas e minerais encontrados nas plantas) e efeitos a longo prazo na saúde cardiovascular. Considerações Como acontece com qualquer dieta, é importante considerar cuidadosamente os seus objetivos de saúde e, se possível, consultar um profissional de saúde antes de iniciar uma nova dieta. A dieta carnívora é particularmente restritiva e pode não ser adequada para todos.

ORIGENS E HISTÓRIA DA DIETA CARNÍVORA

A dieta carnívora é uma das dietas mais antigas, que remonta aos tempos em que os humanos viviam como caçadores-coletores. Ao longo da maior parte da história humana, as populações alimentaram-se principalmente de carne e peixe, uma vez que os recursos vegetais eram sazonais e muitas vezes limitados. Este estilo de alimentação era típico das populações que viviam em climas frios, onde a caça e a pesca eram as principais fontes de alimentação. Nas últimas décadas, a dieta carnívora foi redescoberta e promovida por alguns profissionais de saúde e atletas que afirmam que uma dieta baseada apenas em carne pode melhorar a saúde e o desempenho físico. O interesse moderno por esta dieta é frequentemente atribuído a indivíduos como o Dr. Shawn Baker, um cirurgião ortopédico e atleta que popularizou a dieta através das redes sociais e vários podcasts, e a Jordan Peterson, um conhecido psicólogo clínico.

que junto com sua filha Mikhaila Peterson falou sobre os benefícios que experimentou ao adotar uma dieta carnívora. Princípios Fundamentais da Dieta Carnívora 1. Consumo Exclusivo de Alimentos de origem Animal: A dieta baseia-se na ingestão de carnes, peixes, ovos e, em alguns casos, laticínios. O consumo de alimentos vegetais, incluindo frutas, verduras, grãos, legumes, nozes e sementes, é totalmente evitado. 2. Elevada Ingestão de Proteínas e Gorduras: A alimentação é naturalmente rica em proteínas e gorduras, que constituem a principal fonte de energia. É dada especial atenção à ingestão de gorduras saturadas, presentes em abundância nos produtos de origem animal. 3. Redução Zero de Carboidratos: Ao eliminar completamente os alimentos vegetais, a dieta carnívora reduz a ingestão de carboidratos a níveis insignificantes. Isso pode colocar o corpo em estado de cetose, onde a gordura é usada como principal fonte de energia. 4. Simplicidade e saciedade: Uma das vantagens declaradas da dieta carnívora é a sua simplicidade. Como o número de alimentos permitidos é limitado, as decisões alimentares tornam-se mais fáceis. Além disso, proteínas e gorduras tendem a saciar muito, o que pode ajudar a reduzir a ingestão geral de calorias sem sentir fome. 5. Eliminação de potenciais antinutrientes: Os defensores da dieta carnívora argumentam que muitas plantas contêm antinutrientes, como lectinas, fitatos e oxalatos, que podem interferir na absorção de nutrientes e causar problemas digestivos ou autoimunes. Ao eliminar as plantas, esses problemas potenciais seriam evitados. Considerações e Precauções A dieta carnívora é extremamente restritiva e pode trazer riscos de deficiências nutricionais, principalmente de fibras, vitaminas e minerais encontrados principalmente em alimentos vegetais. Por isso, é fundamental consultar um médico ou nutricionista antes de iniciar essa dieta, e acompanhar atentamente sua saúde durante ela.

MACRONUTRIENTES NA DIETA CARNÍVORA

A dieta carnívora é única porque elimina todos os carboidratos e depende exclusivamente de proteínas e gorduras derivadas de fontes animais. Vamos ver como os macronutrientes estão distribuídos nesta dieta. 1. Proteína A proteína é um componente central da dieta carnívora e provém principalmente de carne, peixe, ovos e laticínios. Estas proteínas fornecem todos os aminoácidos essenciais necessários para a construção e reparação de tecidos, manutenção da massa muscular e apoio ao sistema imunitário. 2. Gorduras As gorduras constituem uma porção significativa da ingestão de calorias na dieta carnívora. Isso inclui gorduras saturadas e insaturadas de carne (como carne bovina, suína, cordeiro), peixes gordurosos (como salmão e atum), manteiga, banha e outras fontes de gordura animal. As gorduras fornecem energia, auxiliam na absorção de vitaminas lipossolúveis (A, D, E, K) e contribuem para produção hormonal. 3. Carboidratos Na dieta carnívora, os carboidratos estão praticamente ausentes, uma vez que todos os alimentos vegetais são excluídos. Isto muitas vezes leva a uma redução significativa da insulina e pode induzir um estado de cetose, onde o corpo utiliza a gordura como principal fonte de energia. Micronutrientes na Dieta Carnívora Embora a dieta carnívora possa fornecer alguns micronutrientes, a ausência de alimentos vegetais levanta preocupações sobre potenciais deficiências em alguns nutrientes essenciais. 1. Vitaminas Vitamina B12: Essencial para o funcionamento nervoso e a formação de glóbulos vermelhos, é abundante em produtos de origem animal. Vitamina A: Na forma de retinol, é encontrada no fígado e em outros órgãos. Vitamina D: Pode ser obtida a partir de peixes gordurosos e fígado, mas a exposição solar continua a ser uma fonte importante. Vitaminas do grupo B: Presentes nas carnes, principalmente nas vísceras. 2. Minerais Ferro: O heme, a forma de ferro mais facilmente absorvível, é abundante em carnes vermelhas e miudezas. Zinco: Essencial para a função imunológica e síntese protéica, está presente em muitas carnes. Selênio: Encontrado em carnes, peixes e ovos, é importante para o funcionamento da tireoide e proteção antioxidante. Cálcio: Pode ser mais limitado em uma dieta carnívora, especialmente se você não consumir laticínios. Ossos de animais podem ser uma fonte, mas em geral a ingestão de cálcio pode ser baixa. 3. Fibras e Antioxidantes A fibra alimentar, essencial para a saúde intestinal e regulação do colesterol, está ausente na dieta carnívora, pois só está presente em alimentos vegetais. Os antioxidantes, que ajudam a proteger as células dos danos oxidativos, também estão menos presentes do que numa dieta mais equilibrada que inclua frutas e vegetais. Considerações Finais Embora forneça proteínas e gorduras de alta qualidade, a dieta carnívora pode levar a deficiências de alguns nutrientes se não for monitorada cuidadosamente.

BENEFÍCIOS DA DIETA CARNÍVORA

Perda de peso Uma das principais razões pelas quais muitas pessoas optam por seguir a dieta carnívora é a perda de peso. Este resultado pode ser atribuído a vários fatores intrínsecos à dieta: 1. Redução de Carboidratos A dieta carnívora elimina completamente os carboidratos, incluindo açúcares, cereais e vegetais ricos em amido. A redução de carboidratos muitas vezes faz com que o corpo entre em um estado de cetose, no qual utiliza gorduras, incluindo gorduras armazenadas, como principal fonte de energia. Este processo pode acelerar a perda de gordura corporal. 2. Maior saciedade Proteínas e gorduras, que constituem a base da dieta carnívora, são conhecidas por induzirem uma sensação de saciedade mais duradoura do que os carboidratos. Isto significa que as pessoas tendem a comer com menos frequência e em quantidades menores, reduzindo a ingestão total de calorias sem sentir fome.

3. Estabilização dos níveis de açúcar no sangue A eliminação de carboidratos pode ajudar a estabilizar os níveis de açúcar no sangue e reduzir os picos de insulina. Isto é especialmente benéfico para pessoas com resistência à insulina ou diabetes tipo 2, pois reduz os níveis de insulina, um hormônio que promove o armazenamento de gordura. 4. Efeito termogênico das proteínas As proteínas têm um efeito termogênico maior que os carboidratos e as gorduras, o que significa que o corpo queima mais calorias para digerir as proteínas. Este aumento no gasto energético pode contribuir ainda mais para a perda de peso. 5. Eliminação de alimentos processados Ao seguir uma dieta carnívora, você evita completamente os alimentos processados, que muitas vezes contêm açúcares adicionados, óleos prejudiciais à saúde e ingredientes artificiais. A eliminação destes alimentos contribui para uma redução global das calorias e uma melhoria da qualidade nutricional. 6. Melhor composição corporal

A dieta carnívora pode ajudar a manter ou aumentar a massa muscular devido ao alto teor de proteínas. Isto é importante porque os músculos são metabolicamente ativos e ajudam a queimar calorias mesmo em repouso, melhorando assim a composição corporal. 7. Melhor controle do apetite A combinação de proteínas e gorduras, além de estabilizar a glicemia, pode contribuir para um melhor controle do apetite. Isso pode ajudar as pessoas a evitar lanches desnecessários e a manter um déficit calórico, necessário para a perda de peso. Considerações Finais Embora a dieta carnívora possa ser eficaz para perda de peso, é importante lembrar que cada pessoa é única e pode responder de forma diferente a esta dieta. Além disso, a perda de peso sustentável e a saúde a longo prazo devem ser sempre a prioridade, por isso é aconselhável consultar um profissional de saúde antes de iniciar a dieta alimentar.

RECEITAS
DE APERITIVOS

CARPACCIO DE CARNE COM RUCULA E FLOCOS DE PARMESÃO

doses para 4 pessoas

Ingredientes

400 g de carne bovina de qualidade (de preferência filé)

100 g de rúcula fresca

50 g de flocos de parmesão

Suco de 1 limão

Azeite virgem extra

Sal e pimenta preta moída na hora

Preparação:

Coloque a carne no freezer por cerca de 3.040 minutos, para facilitar o corte. Enquanto isso, lave e seque bem a rúcula. Retire a carne do congelador e corte-a o mais fino possível com uma faca afiada. Disponha as fatias de carne em uma camada uniforme em uma travessa. Tempere a carne com sumo de limão, azeite virgem extra, sal e pimenta preta moída na hora. Polvilhe a rúcula sobre a carne. Adicione os flocos de parmesão por cima do carpaccio. Sirva imediatamente como entrada ou prato principal light.

PRESUNTO CRU COM MELÃO

doses para 4 pessoas

Ingredientes:

200 g de presunto cru

1 melão maduro

Folhas de hortelã fresca (opcional)

Preparação:

Corte o melão ao meio, retire as sementes e corte a polpa em rodelas ou cubos, conforme sua preferência. Disponha o presunto cru num prato de servir. Acompanhe o presunto com rodelas ou cubos de melão. Se desejar, você pode enfeitar o prato com algumas folhas de hortelã fresca para dar um toque de frescor. Sirva como aperitivo ou como parte de um buffet de verão.

TARTAR DE ATUM COM ABACATE

Ingredientes:

doses para 4 pessoas

300 g de atum fresco de alta qualidade

1 abacate maduro

Suco de 1 limão

Azeite virgem extra

Sal e pimenta preta moída na hora

Sementes de gergelim torradas (opcional)

Cebolinha fresca picada ou salsa (opcional)

Preparação:

Corte o atum em cubos bem pequenos e coloque-o numa tigela. Descasque e pique finamente o abacate e junte ao atum. Esprema o suco de limão sobre a mistura de atum e abacate para evitar a oxidação do abacate e para dar um toque de frescor. Tempere com azeite virgem extra, sal e pimenta preta moída na hora. Mexa delicadamente para combinar os ingredientes. Se desejar, você pode adicionar sementes de gergelim torradas para dar um toque crocante ou cebolinhas frescas picadas ou salsa para dar um toque adicional de cor e sabor. Cubra a tigela com filme plástico e deixe descansar na geladeira por cerca de 30 minutos para que os sabores se misturem. Transfira o tártaro de atum com abacate para pratos individuais e sirva como aperitivo fresco e leve.

OVOS RECHEADOS COM PRESUNTO

doses para 4 pessoas

Ingredientes:

6 ovos

100 g de presunto cru

2 colheres de sopa de maionese

1 colher de chá de mostarda Dijon

1 colher de chá de suco de limão

Sal e pimenta preta moída na hora

Salsa fresca picada (opcional)

Preparação:

Ferva os ovos em água e sal por cerca de 10
minutos e depois deixe esfriar rapidamente
em água fria corrente. Descasque os ovos e
corte-os ao meio no sentido do comprimento.
Retire as gemas e transfira-as para uma
tigela. Pique finamente o presunto cru e
junte às gemas. Adicione a maionese, a
mostarda Dijon e o suco de limão às gemas e
ao presunto. Misture até obter uma
consistência homogênea. Tempere com sal e
pimenta preta moída na hora, ajustando a
gosto. Recheie as metades dos ovos com a
mistura de gema e presunto, usando uma
colher de chá ou um saco de confeitar. Se
desejar, decore com um pouco de salsa fresca
picada para uma apresentação mais
atraente. Disponha os ovos recheados em
uma travessa e sirva como aperitivo ou como
parte de um buffet.

ESPETADOS DE MUSSARELA E SALAME

Tempo de preparo: aproximadamente 15 minutos

Tempo de cozimento: aproximadamente 1015 minutos

Ingredientes:

doses para 4 pessoas:

200g de mussarela

100 g de salame

1 pimenta vermelha

1 pimentão verde

1 cebola roxa

Azeite

Sal e pimenta a gosto

Raminhos de alecrim (opcional)

Preparação:

Corte a mussarela e o salame em cubos de tamanhos semelhantes. Corte os pimentões e a cebola em pedaços grandes. Prepare os espetos enfiando alternadamente a mussarela, o salame, o pimentão e os cubos de cebola nos espetos de madeira ou metal. Pincele os espetos com um pouco de azeite e tempere com sal e pimenta. Se desejar, você também pode adicionar alguns raminhos de alecrim para dar sabor ainda mais aos espetos. Pré-aqueça a grelha ou frigideira antiaderente em fogo médio-alto. Cozinhe os espetos por cerca de 57 minutos de cada lado, virando-os delicadamente, até que a mussarela derreta e adquiram uma bela cor dourada. Retire os espetos da grelha ou frigideira e sirva quente.

FÍGADOS DE FRANGO CRISPADOS

Tempo de preparo: aproximadamente 10 minutos

Tempo de cozimento: aproximadamente 1015 minutos

Ingredientes:

doses para 4 pessoas:

500 g de fígado de galinha

100 g de pão ralado

50g de farinha

2 ovos

Sal e pimenta a gosto

Óleo vegetal para fritar

Preparação:

Limpe e seque os fígados de frango, removendo qualquer pele ou partes gordurosas indesejadas.

Numa tigela, quebre os ovos e bata-os com sal e pimenta. Em um prato separado, misture a farinha de rosca e a farinha. Passe os fígados primeiro na mistura de ovos e depois na mistura de pão ralado e farinha, cobrindo-os completamente. Agite suavemente os fígados para remover o excesso de pão ralado. Aqueça bastante óleo vegetal em uma panela em fogo médio-alto. Frite os fígados em óleo quente até ficarem dourados e crocantes, virando ocasionalmente para garantir um cozimento uniforme. Isso levará aproximadamente 57 minutos. Depois de cozidos, escorra-os em papel absorvente para retirar o excesso de óleo. Sirva os fígados de frango crocantes quentes como aperitivo ou acompanhamento.

SALADA DE FRANGO FUMADO COM ABACATE

Tempo de preparo: aproximadamente 15 minutos

Ingredientes:

Doses para 4 pessoas

2 peitos de frango defumados

2 abacates maduros

1 cabeça de alface ou salada mista

1 tomate

1 pepino

Suco de limão

Azeite

Sal e pimenta a gosto

Salsa fresca (opcional)

Preparação:

Corte o peito de frango defumado em cubos ou tiras. Descasque e corte os abacates em cubos. Lave e corte a alface ou salada mista. Corte o tomate e o pepino em cubos. Em uma tigela grande, misture o frango defumado, o abacate, a alface, o tomate e o pepino. Esprema o suco de limão sobre a salada e tempere com azeite, sal e pimenta a gosto. Misture delicadamente todos os ingredientes até ficar bem combinado. Adicione salsa fresca picada por cima da salada, se desejar. Sirva a fresca e saborosa Salada de Frango Defumado com Abacate.

BRUSCHETTA COM TOMATE E BACON CRISPY

Tempo de preparo: aproximadamente 18 minutos

Ingredientes:

Doses para 4 pessoas

4 fatias de pão rústico

(como pão toscano ou baguete)

2 tomates maduros

100 g de bacon defumado

2 dentes de alho

Azeite

Sal e pimenta a gosto

Folhas frescas de manjericão (opcional)

Preparação:

Aqueça uma frigideira antiaderente em fogo médio e frite o bacon até ficar crocante. Escorra em papel absorvente para retirar o excesso de gordura. Torre levemente as fatias de pão rústico dos dois lados, até ficarem crocantes. Descasque os dentes de alho e esfregue levemente na superfície das fatias de pão. Corte os tomates em cubos e coloque-os numa tigela. Adicione azeite, sal, pimenta e manjericão fresco picado aos tomates. Misture bem. Coloque o bacon crocante sobre a bruscheta e cubra com uma porção generosa de tomates temperados. Repita o processo para as outras fatias de pão. Sirva a bruscheta com tomate e bacon crocante como aperitivo ou lanche.

OSTRAS NATURAIS FRESCAS

Tempo de preparo: aproximadamente 10 minutos

Ingredientes:

doses para 4 pessoas:

16 ostras frescas

Preparação:

Escolha ostras frescas de boa qualidade. Usando uma faca para ostras ou uma faca afiada, abra delicadamente as ostras removendo a tampa superior. Remova qualquer casca restante de dentro da ostra. Disponha as ostras em uma travessa com gelo ou sobre uma cama de sal grosso para mantê-las frescas. Sirva as ostras com rodelas de limão e molho mignonette (molho feito com vinagre de vinho, cebolinha e pimenta-do-reino) ou com molho coquetel, se preferir.

SALMÃO FUMADO COM CREME DE QUEIJO

Tempo de preparo: aproximadamente 15 minutos

Tempo de cozimento: nenhum

Ingredientes:

doses para 4 pessoas:

200 g de salmão fumado

200g de cream cheese

(por exemplo, Filadélfia)

Suco de limão

Ervas aromáticas frescas

(como endro ou salsa)

Sal e pimenta a gosto

Preparação:

Corte o salmão fumado em rodelas finas. Em uma tigela, misture o cream cheese com o suco de limão, as ervas picadas, sal e pimenta a gosto. Certifique-se de obter um creme suave. Espalhe o cream cheese nas fatias de salmão defumado. Enrole as rodelas de salmão com o cream cheese e corte-as em rolinhos pequenos. Disponha os rolinhos de salmão defumado com cream cheese em um prato de servir. Decore com ervas frescas adicionais. Sirva como aperitivo.

PALETES DE CARNE COM MOLHO DE CHURRASCO

Tempo de preparo: aproximadamente 20 minutos

Tempo de cozimento: aproximadamente 25 minutos

ingredientes

Doses para 4 pessoas:

500g de carne picada

1 ovo

1/2 xícara de pão ralado

1/4 xícara de cebola picada

2 dentes de alho picados finamente

2 colheres de sopa de salsa fresca picada

1/4 xícara de molho barbecue

(mais extra para tempero)

Sal e pimenta a gosto

Preparação

Em uma tigela grande, misture a carne moída, o ovo, o pão ralado, a cebola picada, o alho picado, a salsa, o molho barbecue, o sal e a pimenta. Misture bem até obter uma mistura uniforme. Prepare almôndegas do tamanho desejado, formando bolinhas com as mãos. R Aqueça uma frigideira antiaderente em fogo médio-alto e adicione um fio de azeite. Coloque as almôndegas na panela e cozinhe por cerca de 57 minutos de cada lado, até que estejam douradas e cozidas. Depois de cozidos, transfira os hambúrgueres para uma travessa e cubra com molho barbecue adicional, se desejar. Sirva almôndegas com molho barbecue como aperitivo.

ESPARGOS ENVOLVIDOS EM PRESUNTO

Tempo de preparo: aproximadamente 15 minutos

Tempo de cozimento: aproximadamente 12 minutos

Ingredientes:

Doses para 4 pessoas:

16 aspargos frescos

8 fatias de presunto cru

Azeite

Sal e pimenta a gosto

Preparação

Pré-aqueça o forno a 200°C. Pegue um punhado de aspargos e corte as partes lenhosas da base dos caules. Enrole cada aspargo com meia fatia de presunto cru, começando da base até a ponta. Disponha os espargos enrolados no presunto num tabuleiro e tempere com um fio de azeite, sal e pimenta. Leve a panela ao forno pré-aquecido e cozinhe os espargos por cerca de 1012 minutos, até o presunto ficar crocante e os espargos macios. Depois de cozidos, transfira os espargos embrulhados em presunto para uma travessa e sirva quente. Os espargos embrulhados em presunto são deliciosos como aperitivo ou acompanhamento. Pode acompanhar este preparo com um molho à base de maionese, mostarda ou manteiga derretida, se quiser enriquecer ainda mais o sabor.

ESPETADOS CAPRESE COM TOMATES E MUSSARELA

Tempo de preparo: aproximadamente 15 minutos

Ingredientes:

doses para 4 pessoas

200g de mussarela de búfala

200 g de tomate cereja

Folhas frescas de manjericão

Azeite

Sal e pimenta a gosto

Espetos ou palitos

Preparação:

Corte a mussarela de búfala em cubos ou esferas. Lave e seque os tomates cereja. Pegue um palito ou palito e coloque um tomate cereja, depois um cubo ou bola de mussarela e uma folha de manjericão. Repita a operação até que os ingredientes se esgotem. Disponha os espetos Caprese em um prato de servir. Tempere os espetos com um fio de azeite, sal e pimenta. Sirva espetos Caprese como aperitivo.

ENTRADAS DE CARNES CURADAS MISTAS (SALAME, PRESUNTO, COPPA)

Tempo de preparo: aproximadamente 1015 minutos

Ingredientes:

doses para 4 pessoas

100 g de salame

100 g de presunto cru

100 g de coppa ou outra carne curada de sua preferência

Azeitonas mistas

Pimentões em óleo (opcional)

Preparação:

Corte o salame, o presunto cru e a coppa em rodelas finas. Disponha as fatias de carnes curadas num prato de servir. Adicione azeitonas mistas e, se desejar, pimenta em conserva para acompanhar as carnes curadas. Sirva o aperitivo de carnes curadas mistas com pão fresco ou torradas.

CARPACCIO DE SALMÃO COM CREME DE RAZÃO FORTE

Tempo de preparo: aproximadamente 15/20 minutos

doses para 4 pessoas

Ingredientes:

200 g de salmão defumado em fatias finas

Suco de limão

Azeite

Sal e pimenta a gosto

2 colheres de sopa de creme de raiz-forte

Salsa fresca picada (para enfeitar)

Preparação:

Disponha as fatias de salmão fumado num prato de servir. Esprema o sumo de limão sobre o salmão e tempere com um fio de azeite, sal e pimenta. Em uma tigela, misture o creme de raiz-forte com uma colher de chá de suco de limão. Despeje o creme de raiz-forte sobre o carpaccio de salmão, distribuindo uniformemente. Decore o prato com salsa fresca picada. Sirva o carpaccio de salmão com creme de raiz-forte como aperitivo ou como segundo prato light.

ESPETADOS DE CAMARÃO EMBALADO EM BACON

Tempo de preparo: aproximadamente 20 minutos

Tempo de cozimento: aproximadamente 10 minutos

doses para 4 pessoas

Ingredientes:

16 camarões frescos, descascados e eviscerados

8 fatias de bacon

Suco de limão

Azeite

Sal e pimenta a gosto

Espetos ou palitos

Preparação:

Pré-aqueça a grelha do forno ou churrasqueira. Enrole cada camarão com meia fatia de bacon. Passe o camarão embrulhado em bacon em espetos ou palitos. Tempere os espetos com sumo de limão, azeite, sal e pimenta. Cozinhe os espetos de camarão embrulhados em bacon na grelha do forno ou na churrasqueira por cerca de 810 minutos, virando de vez em quando, até que o bacon fique crocante e os camarões cozidos. Depois de cozido, transfira os espetos de camarão embrulhados em bacon para uma travessa e sirva quente.

CANAPÉS DE PATÉ DE FÍGADO DE GANSO

Tempo de preparo: aproximadamente 15 minutos

doses para 4 pessoas

Ingredientes:

150 g de patê de fígado de ganso

Fatias de pão (baguete ou torrada)

Sal e pimenta a gosto

Geléia de frutas a gosto

Preparação:

Espalhe o patê de fígado de ganso nas fatias de pão. Se desejar, espalhe um pouco de manteiga nas fatias de pão antes de adicionar o patê. Tempere com sal e pimenta a gosto. Você pode servir os canapés de patê como estão ou acompanhar com uma colher de geléia de frutas para dar um toque adocicado.

MORDIDAS DE FRANGO EM PÃO

Tempo de preparo: aproximadamente 25 minutos

Tempo de cozimento: aproximadamente 15/20 minutos

doses para 4 pessoas

Ingredientes:

500g de peito de frango cortado em pedaços pequenos

Farinha a gosto

2 ovos batidos

Pão ralado a gosto

Sal e pimenta a gosto

Óleo vegetal para fritar

Preparação:

Prepare uma tigela pequena com a farinha, outra com os ovos batidos e uma terceira com o pão ralado. Tempere os pedaços de frango com sal e pimenta. Passe cada pedaço na farinha, depois no ovo batido e por último na farinha de rosca, cobrindo bem cada pedaço. Aqueça bastante óleo vegetal em uma panela. Frite os pedaços de frango em fogo médio-alto até dourar e ficar crocante, cerca de 57 minutos de cada lado. Depois de cozido, transfira os pedaços de frango para papel absorvente para retirar o excesso de óleo. Sirva os pedaços de frango empanados com molhos como molho barbecue ou maionese.

OVOS COZIDOS COM BACON CRISPY

Tempo de preparo: aproximadamente 5/10 minutos

Tempo de cozimento: aproximadamente 10/12 minutos

doses para 4 pessoas

Ingredientes:

4 ovos

8 fatias de bacon

Sal e pimenta a gosto

Ervas frescas (como

salsa ou tomilho, opcional)

Preparação:

Leve uma panela com água para ferver e adicione cuidadosamente os ovos. Cozinhe os ovos por cerca de 10/12 minutos para obter ovos cozidos. Enquanto os ovos cozinham, aqueça uma frigideira antiaderente em fogo médio-alto e cozinhe as fatias de bacon até ficarem crocantes. Você pode cozinhar o bacon sem adicionar óleo, pois a gordura do bacon derreterá durante o cozimento. Escorra o bacon em papel absorvente para retirar o excesso de gordura. Descasque os ovos cozidos, corte-os ao meio no sentido do comprimento e tempere-os com uma pitada de sal e pimenta. Enrole cada metade de ovo cozido com uma fatia de bacon crocante. Se desejar, você pode decorar com ervas frescas como salsa ou tomilho. Sirva ovos cozidos com bacon como aperitivo.

ROLOS DE ABOBRINHA COM PRESUNTO E QUEIJO

Tempo de preparo: aproximadamente 20 minutos

Tempo de cozimento: aproximadamente 12 minutos

doses para 4 pessoas

Ingredientes:

2 abobrinhas médias

4 fatias de presunto cru

Queijo fresco a gosto

Azeite

Sal e pimenta a gosto

Preparação:

Pré-aqueça o forno a 200°C. Apare as pontas das abobrinhas e corte-as em fatias longas e finas no sentido do comprimento.

Pincele as fatias de curgete com um fio de azeite e tempere com sal e pimenta. Coloque uma fatia de presunto cru em cada fatia de abobrinha e adicione um pouco de queijo por cima do presunto. Enrole as fatias de abobrinha com o presunto e o queijo dentro, formando rolinhos. Coloque os rolinhos de abobrinha num tabuleiro e leve ao forno pré-aquecido durante cerca de 10-12 minutos, até as abobrinhas ficarem macias e o presunto ficar crocante. Depois de cozidos, transfira os rolinhos de abobrinha para um prato de servir e sirva quente como aperitivo ou acompanhamento.

PRESUNTO ASSADO COM FIGOS FRESCOS

Tempo de preparo: aproximadamente 15 minutos

Tempo de cozimento: nenhum

doses para 4 pessoas

Ingredientes:

8 fatias de presunto cozido

4 figos frescos, cortados ao meio

Queijo a gosto (como queijo

cabra ou gorgonzola)

Mel a gosto

Rúcula (opcional)

Preparação:

Disponha as fatias de presunto cozido num prato de servir. Coloque metade de figo em cada fatia de presunto. Adicione um pouco de queijo por cima de cada figo. Você também pode adicionar um fiozinho de mel sobre os figos e o queijo para dar um toque de doçura. Se desejar, pode colocar uma cama de rúcula no prato de servir e por cima colocar as fatias de presunto cozido com figos. Sirva o presunto cozido com figos frescos como aperitivo ou como parte de uma salada mista.

COSTELAS DE VITELA RECHEADAS COM QUEIJO E AZEITONAS

Tempo de preparo: aproximadamente 15/20 minutos

Tempo de cozimento: aproximadamente 20/25 minutos

doses para 4 pessoas

Ingredientes:

4 costeletas de vitela finas

Requeijão esticado cortado em fatias finas

Azeitonas verdes sem caroço, picadas

Migalhas de pão

Ovos batidos, Farinha

Sal e pimenta a gosto

Azeite para cozinhar

Preparação:

Prepare costeletas de vitela finas e tempere-as com sal e pimenta dos dois lados. Espalhe uma fatia de queijo e algumas azeitonas picadas sobre as costeletas de vitela. Enrole as costeletas recheadas sobre si mesmas e prenda-as com um palito para mantê-las fechadas. Prepare três pratos: um com a farinha, outro com os ovos batidos e outro com o pão ralado. Passe as costeletas recheadas na farinha, depois no ovo batido e por último na farinha de rosca, certificando-se de cobrir bem cada pedaço. Aqueça um pouco de azeite em uma frigideira antiaderente em fogo médio-alto. Adicione as costeletas recheadas à panela e cozinhe por cerca de 10/12 minutos de cada lado, até dourar e estar cozido. Depois de cozidos, transfira as costeletas recheadas para uma travessa e sirva quente.

SALADA DE FRANGO COM NOZES E MOLHO DE MOSTARDA

Tempo de preparo: 15 minutos

Tempo de cozimento: 20 minutos

Ingredientes

(para 4 pessoas):

2 peitos de frango sem pele

4 xícaras de alface mista

1 xícara de nozes picadas

1/2 xícara de aipo picado

1/2 xícara de passas

1/4 xícara de maionese

2 colheres de sopa de mostarda

1 colher de sopa de suco de limão

Sal e pimenta a gosto

Preparação:

Pré-aqueça o forno a 180°C. Pincele os peitos de frango com um pouco de azeite e tempere com sal e pimenta. Asse os peitos de frango no forno pré-aquecido por 20 minutos ou até ficarem cozidos. Depois de cozidos, deixe esfriar por alguns minutos. Enquanto isso, prepare o molho de mostarda. Em uma tigela, misture a maionese, a mostarda, o suco de limão, o sal e a pimenta. Corte o frango cozido em cubos. Em uma tigela grande, misture a alface, as nozes picadas, o aipo picado, as passas e o frango picado. Despeje o molho de mostarda sobre a mistura e misture bem para distribuir uniformemente o molho. Prove a salada e adicione sal e pimenta se necessário. Sirva a salada de frango com nozes e molho de mostarda como aperitivo leve.

SALSICHAS GRELHADAS COM MOSTARDA

Tempo de preparo: 5 minutos

Tempo de cozimento: 10/15 minutos

Ingredientes

(para 4 pessoas):

8 salsichas (pode escolher o tipo

de salsicha que você preferir)

4 colheres de sopa de mostarda

2 colheres de sopa de mel

1 colher de sopa de azeite

Sal e pimenta a gosto

Preparação:

Pré-aqueça a grelha ou churrasqueira em médio-alto. Numa tigela, misture a mostarda, o mel, o azeite, o sal e a pimenta. Pincele as salsichas com a mistura de mostarda e coloque na grelha pré-aquecida. Cozinhe as salsichas por 57 minutos de cada lado, ou até que estejam bem cozidas e com lindas listras grelhadas. Durante o cozimento, pincele as linguiças com um pouco do restante da mistura de mostarda para intensificar o sabor. Depois de cozidos, retire os enchidos para a grelha e deixe-os repousar alguns minutos. Sirva os enchidos grelhados com mostarda acompanhados de acompanhamentos à sua escolha, como pão, batatas fritas ou legumes grelhados.

OMELETE DE BACON E QUEIJO

Tempo de preparo: 10 minutos

Tempo de cozimento: 15 minutos

Ingredientes

(para 2 pessoas):

4 fatias de bacon defumado

4 ovos

1/4 xícara de leite

100g de queijo ralado

Sal e pimenta a gosto

2 colheres de sopa de azeite

Preparação:

Em uma frigideira antiaderente, cozinhe o bacon defumado até ficar crocante. Depois de cozido, escorra em papel absorvente para eliminar o excesso de gordura e corte em pedaços pequenos. Numa tigela, bata os ovos com o leite. Adicione o queijo ralado, o bacon picado, o sal e a pimenta. Misture bem todos os ingredientes. Aqueça o azeite na mesma frigideira onde cozinhou o bacon. Despeje a mistura de ovos na panela e espalhe uniformemente. Cozinhe a omelete em fogo médio-baixo por 15 minutos ou até que esteja bem firme nas bordas e levemente macia no centro. Quando a omelete estiver pronta, sacuda-a delicadamente na frigideira para não grudar. Usando uma tampa ou prato, vire a omelete para cozinhar também o outro lado. Cozinhe por mais 23 minutos. Transfira a omelete para um prato de servir e corte-a em rodelas. Servir quente.

TARTARE DE CARNE COM GEMA DE OVO

Tempo de preparo: 15 minutos

Ingredientes

(para 2 pessoas):

300g de carne picada

1 gema de ovo fresca

1 colher de sopa de mostarda Dijon

1 colher de chá de molho inglês

1 colher de chá de molho de soja

1/2 cebola roxa picada finamente

Salsa fresca picada a gosto

Sal e pimenta a gosto

Preparação:

Em uma tigela, misture a carne moída, a mostarda Dijon, o molho inglês, o molho de soja, a cebola roxa picada, a salsa fresca, o sal e a pimenta. Certifique-se de misturar bem todos os ingredientes. Divida a carne temperada em duas porções iguais e molde-as em dois discos planos na superfície dos pratos de servir. Com as costas de uma colher, faça um pequeno recorte no centro de cada disco de carne. Coloque uma gema de ovo fresca no centro de cada cavidade. Decore o tártaro com uma pitada de salsa fresca picada e um pouco mais de sal e pimenta a gosto. Sirva o tártaro de carne com gema de ovo com torradas ou croutons, para que os convidados espalhem a carne temperada por cima.

ESPETADOS DE FRANGO COM CURRY

Tempo de preparo: 15 minutos

Tempo de cozimento: 10/15 minutos

Ingredientes

(para 4 pessoas):

2 peitos de frango cortados em cubos

2 colheres de sopa de azeite

2 colheres de sopa de curry em pó

Suco de 1 limão

Sal e pimenta a gosto

8 x palitos de espeto

Preparação:

Numa tigela, misture o azeite, o curry em pó, o suco de limão, o sal e a pimenta. Adicione os cubos de frango à marinada e misture bem para cobrir uniformemente. Deixe marinar por pelo menos 30 minutos, mas se tiver mais tempo pode deixar o frango marinando por várias horas para um sabor mais intenso. Pré-aqueça sua grelha ou churrasqueira em médio-alto. Passe os cubos de frango marinado nos espetos, distribuindo uniformemente. Grelhe os espetos de frango por 10/15 minutos, virando de vez em quando, até ficarem bem cozidos e levemente dourados. Depois de cozido, sirva os espetos de curry de frango quente como aperitivo com um molho de sua preferência.

CROSTINI COM PATÉ DE CARNE

Tempo de preparo: 10 minutos

Tempo de cozimento: 15/20 minutos

Ingredientes

(para cerca de 8 croutons):

200 g de carne picada

1 cebola pequena, finamente picada

1 dente de alho picado

2 colheres de sopa de azeite

2 colheres de sopa de pasta de tomate

1 colher de chá de páprica doce

Sal e pimenta a gosto

Torradas ou crostini para servir

Preparação:

Numa frigideira, aqueça o azeite em fogo médio. Adicione a cebola e o alho picados e cozinhe por alguns minutos até ficarem macios e translúcidos. Adicione a carne moída à panela e cozinhe até ficar totalmente cozida e dourada. Certifique-se de quebrar todos os pedaços de carne durante o cozimento. Adicione a pasta de tomate e a páprica doce à carne picada. Misture bem para incorporar os ingredientes. Cozinhe o patê de carne em fogo médio-baixo por mais 5 minutos, mexendo de vez em quando. Certifique-se de que todos os ingredientes estejam bem combinados e que o patê esteja bem temperado. Adicione sal e pimenta a seu gosto. Torre pão ou faça croutons. Espalhe generosamente o patê de carne sobre os croutons ou torradas. Sirva o crostini com patê de carne como aperitivo ou aperitivo.

PINCHOS DE PORCO COM MOLHO DE PIMENTÃO

Tempo de preparo: 15 minutos

Tempo de cozimento: 10/15 minutos

Ingredientes

(para 4 pessoas):

500g de carne de porco em cubos

1 colher de sopa de azeite

1 colher de sopa de páprica defumada

1 colher de chá de alho em pó

Sal e pimenta a gosto, 8 palitos de espeto

Para o molho de pimenta:

2 pimentas vermelhas picantes

2 colheres de sopa de azeite

Suco de 1 limão, Sal a gosto

Preparação:

Pré-aqueça sua grelha ou churrasqueira em médio-alto. Numa tigela, misture os cubos de porco com azeite, páprica defumada, alho em pó, sal e pimenta. Misture bem para cobrir a carne uniformemente. Passe cubos de carne de porco temperados em espetos, distribuindo uniformemente. Grelhe os pinchos de porco durante 10/15 minutos, virando-os de vez em quando, até ficarem bem cozidos e ligeiramente dourados. Enquanto isso, prepare o molho de pimenta. Pique finamente as pimentas vermelhas quentes e coloque-as em uma tigela. Adicione o azeite, o suco de limão e o sal. Misture bem para combinar os ingredientes. Depois de cozidos, sirva os pinchos de porco quentes com o molho de pimenta como condimento ou molho.

OVOS ESCALFADOS COM BACON CRISPANTE

Tempo de preparo: 10 minutos

Tempo de cozimento: 10 minutos

Ingredientes

(para 2 pessoas):

4 ovos

4 fatias de bacon

1 colher de sopa de vinagre de vinho branco

Sal e pimenta a gosto

Salsa fresca picada

para enfeitar (opcional)

Preparação:

Em uma frigideira antiaderente, cozinhe o bacon em fogo médio-alto até ficar crocante.

Escorra em papel absorvente para retirar o excesso de gordura. Encha uma panela com água e deixe ferver. Adicione o vinagre de vinho branco e uma pitada de sal. Quebre delicadamente um ovo em uma xícara separada. Crie um vórtice na água fervente com uma colher e despeje o ovo no centro do vórtice. Repita o processo com os outros ovos, um de cada vez. Escalfe os ovos por cerca de 34 minutos, até que as gemas ainda estejam macias, mas os ovos estejam firmes. Com uma escumadeira, retire delicadamente os ovos da água fervente e coloque-os sobre papel absorvente para retirar o excesso de água. Disponha as fatias crocantes de bacon em um prato de servir. Coloque os ovos escalfados por cima. Tempere os ovos com sal e pimenta a gosto. Se desejar, decore com um pouco de salsa fresca picada. Sirva os ovos escalfados com bacon crocante.

MORDIDAS DE PERU COM MOLHO DE IOGURTE E ALHO

Tempo de preparo: 15 minutos

Tempo de cozimento: 1015 minutos

Ingredientes

(para 4 pessoas):

500 g de nuggets de peru

2 colheres de sopa de azeite, suco de 1 limão

2 dentes de alho picados finamente

1 colher de chá de orégano seco

Sal e pimenta a gosto

Para o iogurte e molho de alho:

200g de iogurte grego, 1 dente de alho picado

Salsa fresca picada a gosto

Sal e pimenta a gosto Suco de 1/2 limão

Preparação:

Numa tigela, misture o azeite, o suco de limão, o alho picado, os oréganos secos, o sal e a pimenta. Adicione as propostas de peru à marinada e misture bem para cobri-las uniformemente. Deixe marinar por pelo menos 30 minutos, mas se tiver mais tempo pode deixar o peru marinar por várias horas para um sabor mais intenso. Pré-aqueça uma frigideira ou grelha em fogo médio-alto. Cozinhe os pedaços de peru durante 10/15 minutos, virando-os de vez em quando, até ficarem bem cozidos e dourados. Enquanto isso, prepare o iogurte e o molho de alho. Numa tigela, misture o iogurte grego, o alho picado, o suco de limão, a salsa fresca picada, o sal e a pimenta. Mexa bem para combinar os ingredientes. Depois de cozidos os pedaços de peru, sirva quente acompanhado do iogurte e do molho de alho como condimento.

SALADA DE ATUM COM AZEITONAS E TOMATES

Tempo de preparo: 10 minutos

Ingredientes

(para 4 pessoas):

2 latas de atum em lata escorrido

200g de tomate cereja cortado ao meio

100g de azeitonas pretas sem caroço

1 cebola roxa em fatias finas

Salsa fresca picada a gosto

Suco de 1 limão

3 colheres de sopa de azeite

Sal e pimenta a gosto

Preparação:

Numa tigela, esmigalhe o atum em lata com um garfo. Adicione os tomates cereja cortados ao meio, as azeitonas pretas sem caroço e a cebola roxa fatiada. Misture delicadamente os ingredientes. Tempere a salada de atum com salsa fresca picada, sumo de limão, azeite, sal e pimenta. Mexa bem para combinar os ingredientes e certifique-se de que a salada esteja bem temperada. Sirva a salada de atum com azeitonas e tomate cereja.

ALMÔNGUELAS DE SALSICHA COM MOLHO MARINARA

Tempo de preparo: 15 minutos

Tempo de cozimento: 20/25 minutos

Ingredientes

(para 4 pessoas):

500 g de linguiça fresca, sem pele

1 ovo, 100 g de pão ralado

100g de queijo parmesão ralado

2 colheres de sopa de salsa fresca picada

1/2 colher de chá de alho em pó

Sal e pimenta a gosto

Azeite para cozinhar

Para o molho marinara:

2 xícaras de purê de tomate

1 dente de alho picado

1/2 colher de chá de orégano seco

Sal e pimenta a gosto

Preparação:

Numa tigela, quebre a linguiça fresca e esmigalhe. Adicione o ovo, o pão ralado, o queijo ralado, a salsa picada, o alho em pó, o sal e a pimenta. Misture bem os ingredientes até obter uma mistura homogênea. Molde a mistura de salsicha em hambúrgueres redondos e arrume-os num prato. Pré-aqueça uma frigideira com um pouco de azeite em fogo médio-alto. Adicione os hambúrgueres de salsicha à panela e cozinhe por cerca de 10/12 minutos,

virando-os de vez em quando, até ficarem
bem cozidos e dourados por todos os lados.
Enquanto isso, prepare o molho marinara.
Em uma panela, aqueça o purê de tomate
junto com o alho picado, o orégano, o sal e a
pimenta. Cozinhe em fogo médio por 57
minutos, até que o molho esteja bem
aquecido e os sabores se misturem. Transfira
as almôndegas de linguiça para a panela com
o molho marinara e deixe cozinhar por mais
5/10 minutos em fogo médio-baixo, para que
dêem sabor e se misturem ao molho. Sirva
hambúrgueres de salsicha com molho
marinara como aperitivo.

ROLOS DE BERINGELA COM PRESUNTO E QUEIJO

Tempo de preparo: 15 minutos

Tempo de cozimento: 20/25 minutos

Ingredientes

(para 4 pessoas):

2 berinjelas grandes

8 fatias de presunto cru

200 g de queijo fatiado

2 xícaras de molho marinara

Azeite para cozinhar

Sal e pimenta a gosto

Preparação:

Corte as beringelas em rodelas finas, no sentido do comprimento, com cerca de meio centímetro de espessura.

Aqueça uma grelha ou frigideira antiaderente em fogo médio-alto. Pincele as rodelas de berinjela com um pouco de azeite e grelhe por cerca de 23 minutos de cada lado, até ficarem macias e levemente douradas. Adicione sal e pimenta durante o cozimento. Pegue uma fatia de berinjela grelhada e coloque-a sobre uma tábua. Disponha por cima uma fatia de presunto cru e uma fatia de queijo. Enrole a berinjela em volta do presunto e do queijo para formar um pãozinho. Repita o processo com as outras fatias de berinjela. Coloque os rolinhos de berinjela em uma assadeira levemente untada com azeite. Despeje o molho marinara sobre a superfície dos rolinhos de berinjela. Leve a assadeira ao forno pré-aquecido a 180°C e cozinhe os rolinhos de berinjela por cerca de 15/20 minutos, até o queijo derreter e o molho esquentar. Sirva os rolinhos de berinjela com presunto e queijo como aperitivo.

SALMÃO MARINADO COM ERVAS AROMÁTICAS

Tempo de preparo: 10 minutos

(marinada: 30/60 minutos)

Ingredientes

(para 4 pessoas):

500 g de filé de salmão

fresco, sem pele

Suco de 2 limões

Raspas de 1 limão

2 colheres de sopa de ervas frescas

picado (por exemplo salsa,

manjericão, cebolinha)

2 colheres de sopa de azeite

Sal e pimenta a gosto

Preparação:

Corte o filé de salmão em rodelas finas e disponha-as num prato de servir. Numa tigela, misture o suco de limão, as raspas de limão raladas, as ervas picadas, o azeite, o sal e a pimenta. Misture bem os ingredientes para obter uma marinada. Despeje a marinada sobre as rodelas de salmão, certificando-se de que ficam bem cobertas por todos os lados. Cubra o prato com película aderente e deixe marinar no frigorífico durante pelo menos 30/60 minutos, para que o salmão absorva os sabores das ervas e do limão. Depois de marinado, você pode servir o salmão marinado com ervas como aperitivo. Você pode enfeitar com algumas ervas frescas picadas e rodelas finas de limão.

APERITIVO DE BRESAOLA COM RUCULA E FLOCOS DE QUEIJO GRANA

Tempo de preparo: 10 minutos

Ingredientes

(para 4 pessoas):

200 g de bresaola em fatias finas

2 punhados de rúcula fresca

100 g de flocos de parmesão

Suco de 1 limão

Azeite extra virgem a gosto

Sal e pimenta a gosto

Preparação:

Pegue pratos individuais ou um prato de servir e arrume as fatias de bresaola de forma decorativa. Distribua a rúcula uniformemente sobre as fatias de bresaola. Adicione os flocos de parmesão à rúcula. Esprema o suco de limão sobre o aperitivo e regue com azeite de oliva extra virgem. Adicione sal e pimenta a seu gosto. Sirva o aperitivo de bresaola com flocos de rúcula e parmesão como entrada ou como aperitivo ligeiro.

OSTRAS GRATINADAS NO FORNO

Tempo de preparo: 15 minutos

Tempo de cozimento: 10/12 minutos

Ingredientes

(para 4 pessoas):

12 ostras frescas

2 colheres de sopa de manteiga derretida

1 dente de alho picado

1/4 xícara de pão ralado

100g de queijo parmesão ralado

Salsa fresca picada a gosto

Sal e pimenta a gosto

Fatias de limão para enfeitar

Preparação:

Pré-aqueça o forno a 220°C. Retire as ostras da casca, tomando cuidado para coletar e preservar o suco que elas possam liberar. Numa tigela, misture a manteiga derretida, o alho picado, o pão ralado, o queijo ralado, a salsa picada, o sal e a pimenta. Misture bem para formar uma pasta compacta. Coloque as ostras na grelha do forno refratário ou em uma assadeira levemente untada. Cubra cada ostra com uma generosa colher de chá da mistura de pão ralado e queijo. Asse as ostras gratinadas no forno por 10/12 minutos, até a superfície ficar dourada e crocante. Retire do forno e sirva as ostras gratinadas quentes, guarnecidas com rodelas de limão.

BATATAS RECHEADAS COM BACON E QUEIJO

Tempo de preparo: 15 minutos

Tempo de cozimento: 1 hora

Ingredientes

(para 4 pessoas):

4 batatas grandes

100g de bacon cortado em cubos

1/2 xícara de queijo ralado

1/4 xícara de creme de leite

2 colheres de sopa de manteiga derretida

Salsa picada a gosto, Sal e pimenta a gosto

Preparação:

Pré-aqueça o forno a 200°C. Lave bem as batatas e seque-as. Faça cortes profundos longitudinalmente na parte superior

cada batata. Embrulhe as batatas em papel
alumínio e coloque-as em uma assadeira.
Leve ao forno cerca de 45/50 minutos, até as
batatas ficarem macias. Enquanto isso, em
uma frigideira, cozinhe o bacon em fogo
médio até ficar crocante. Escorra em papel
absorvente para retirar o excesso de óleo.
Retire as batatas do forno e deixe esfriar um
pouco. Corte as pontas das batatas e esvazie
delicadamente a polpa em uma tigela.
Amasse a polpa de batata com um garfo e
acrescente o queijo ralado, o creme de leite, o
bacon crocante, a manteiga derretida, a salsa
picada, o sal e a pimenta. Misture bem todos
os ingredientes até obter uma mistura
homogênea. Recheie as batatas com a
mistura de bacon e queijo, pressionando
bem. Volte a colocar as batatas recheadas no
tabuleiro e leve ao forno durante mais 10/15
minutos, até a superfície ficar dourada.
Retire do forno e sirva quente as batatas
recheadas com bacon e queijo.

SALADA DE FRANGO COM PEPINOS E ABACATE

Tempo de preparo: 15 minutos

Ingredientes

(para 4 pessoas):

2 peitos de frango cozidos, cortados em cubos

1 pepino cortado em fatias finas

1 abacate maduro, cortado em cubos

1 xícara de tomate cereja, cortado ao meio

1/4 cebola roxa em fatias finas

Suco de 1 limão

2 colheres de sopa de azeite

Salsa fresca picada a gosto

Sal e pimenta a gosto

Preparação:

Em uma tigela grande, misture o frango em cubos, os pepinos fatiados, o abacate em cubos, os tomates cereja cortados ao meio e a cebola roxa fatiada. Numa tigela pequena, misture o suco de limão, o azeite, a salsa fresca picada, o sal e a pimenta. Despeje este vinagrete sobre a mistura de frango e vegetais e mexa delicadamente para combinar bem os ingredientes. Deixe a salada de frango com pepino e abacate descansar na geladeira por pelo menos 30 minutos antes de servir, para que os sabores se misturem bem. Sirva a salada light de frango. Você pode decorar com um pouco de salsa fresca picada.

FLADS DE PRESUNTO E QUEIJO

Tempo de preparo: 10 minutos

Tempo de cozimento: 20/25 minutos

Ingredientes

(para 4 pessoas):

8 fatias de presunto cru

200 g de queijo (mussarela,

provolone ou cheddar), cortado em cubos

4 ovos, 1/2 xícara de leite

Sal e pimenta a gosto

azeite para untar as formas

Preparação:

Pré-aqueça o forno a 180°C. Pegue algumas formas de suflê ou forminhas individuais e unte levemente a superfície interna com azeite.

Forre cada forma com 2 fatias de presunto, de forma que as fatias se sobreponham e cubram completamente a superfície interna da forma. Coloque alguns cubos de queijo dentro de cada forma forrada de presunto. Numa tigela, bata os ovos com o leite, o sal e a pimenta. Despeje delicadamente esta mistura nas formas, espalhando uniformemente sobre os cubos de queijo. Coloque as formas num tabuleiro e leve ao forno pré-aquecido durante 20/25 minutos, ou até os pudins de presunto e queijo ficarem inchados e dourados na superfície. Retire os pudins do forno e deixe esfriar um pouco antes de retirá-los das formas. Sirva os pudins de presunto e queijo, acompanhando-os com uma salada verde fresca ou legumes grelhados.

RECEITAS
PRIMEIROS PRATOS

ESPAGUETE CARBONARA

Tempo de preparo: 10 minutos

Tempo de cozimento: 10/12 minutos

Ingredientes

(para 4 pessoas):

400 g de espaguete

200 g de bacon ou bacon

defumado, cortado em cubos

4 gemas

100g de queijo pecorino

romano ralado

Sal a gosto

Pimenta preta moída na hora a gosto

Preparação:

Comece fervendo uma panela com água salgada. Cozinhe o espaguete conforme instruções da embalagem, até ficar al dente. Enquanto isso, em uma panela grande, doure o bacon ou os cubos de bacon em fogo médio-alto até dourar e ficar crocante. Tire a panela do fogo. Numa tigela, bata as gemas com o queijo pecorino romano ralado. Adicione uma quantidade generosa de pimenta preta e misture bem. Escorra o espaguete al dente, guardando um pouco da água do cozimento. Adicione o espaguete à frigideira com o bacon ou bacon e misture bem para temperá-los com a gordura da carne.

Retire a panela do fogo e acrescente a mistura de ovo e queijo, mexendo vigorosamente para combinar os ingredientes. Adicione um pouco de água do cozimento do espaguete se a massa estiver muito seca. Certifique-se de que o molho de ovo e queijo engrossou e cobriu bem o espaguete. Sirva o espaguete à carbonara quente, guarnecido com uma pitada de queijo pecorino romano ralado e pimenta-do-reino moída na hora.

LASANHA À BOLONHA

Tempo de preparo: 30 minutos

Tempo de cozimento: 45 minutos

Ingredientes

(para 4 pessoas):

12 folhas de massa de lasanha

500 g de carne picada

(misto de carne bovina e suína)

1 cebola picada

2 dentes de alho picados finamente

400 g de polpa de tomate

2 colheres de sopa de pasta de tomate

1/2 xícara de vinho tinto

1 xícara de leite

1/2 xícara de caldo de carne

50g de manteiga,

50g de farinha

200 g de queijo parmesão ralado

Sal e pimenta a gosto

Noz moscada a gosto

Preparação:

Comece preparando o ragu à bolonhesa. Em uma frigideira grande, refogue a cebola e o alho com um pouco de azeite até ficarem translúcidos. Adicione a carne moída à panela e cozinhe até dourar bem e sem líquido. Adicione a polpa de tomate, a pasta de tomate e o vinho tinto. Misture bem e deixe cozinhar em fogo médio-baixo por cerca de 15/20 minutos, até o ragù engrossar. Adicione o leite e o caldo de carne ao ragu. Misture bem e deixe cozinhar por mais 10 minutos. Adicione sal, pimenta e noz-moscada a gosto. Mantenha de lado

Ragu à bolonhesa. Numa panela separada, prepare o molho bechamel. Derreta a manteiga em fogo médio, depois acrescente a farinha e mexa vigorosamente até formar um roux. Aos poucos adicione o leite, mexendo sempre para não empelotar. Continue mexendo até o bechamel engrossar. Adicione cerca de 1/4 xícara de queijo ralado e mexa até derreter completamente. Reserve o molho bechamel. Pré-aqueça o forno a 180°C. Em uma assadeira retangular, comece a montar a lasanha. Comece com uma camada de molho à bolonhesa, seguida de uma folha de massa de lasanha e depois uma camada de bechamel. Continue alternando as camadas até acabarem os ingredientes, finalizando com uma camada de molho bechamel e uma generosa pitada de queijo ralado por cima. Cubra a panela com papel alumínio e leve ao forno por cerca de 30 minutos. Retire o papel alumínio e cozinhe por mais 10/15 minutos, até a superfície ficar dourada e crocante. Retire do forno e deixe a lasanha descansar alguns minutos antes de servir.

NHOQUE COM MOLHO DE CARNE

Tempo de preparo: 10 minutos

Tempo de cozimento: 30 minutos

Ingredientes

(para 4 pessoas):

500 g de nhoque

400 g de carne picada

(misto de carne bovina e suína)

1 cebola picada

2 dentes de alho picados finamente

400 g de polpa de tomate

2 colheres de sopa de pasta de tomate

1/2 xícara de vinho tinto

1/2 xícara de caldo de carne

2 colheres de sopa de azeite

Sal e pimenta a gosto

Queijo ralado para enfeitar

Salsa fresca picada para enfeitar (opcional)

Preparação:

Comece preparando o molho de carne. Numa frigideira, aqueça o azeite em fogo médio e acrescente a cebola e o alho. Refogue até ficar translúcido. Adicione a carne moída à panela e cozinhe até dourar bem e sem líquido. Adicione a polpa de tomate, a pasta de tomate e o vinho tinto.

Misture bem e deixe cozinhar em fogo médio-baixo por cerca de 15/20 minutos, até o ragù engrossar. Adicione o caldo de carne ao ragu e deixe cozinhar por mais 5 minutos. Adicione sal e pimenta a gosto. Enquanto isso, leve uma panela com água salgada para ferver. Cozinhe o nhoque conforme instruções da embalagem, até ficar al dente. Escorra os nhoques e junte-os ao molho de carne. Misture delicadamente para dar sabor ao ragù. Sirva o nhoque com ragù quente, guarnecido com queijo ralado e salsa fresca picada se desejar.

SOPA DE LENTILHA COM SALSICHA

Tempo de preparo: 10 minutos

Tempo de cozimento: 40/50 minutos

Ingredientes

(para 46 pessoas):

250 g de lentilhas secas

2 salsichas descascadas e esfareladas

1 cebola picada

2 cenouras em cubos

2 talos de aipo em cubos

2 dentes de alho picados finamente

1 folha de louro

1 litro de caldo de legumes ou caldo de carne

2 colheres de sopa de azeite

Sal e pimenta a gosto

Salsa fresca picada para enfeitar

Preparação:

Comece enxaguando as lentilhas em água corrente e mexendo. Numa panela grande, aqueça o azeite em fogo médio e acrescente a cebola, a cenoura, o aipo e o alho. Refogue até que os legumes comecem a amolecer. Adicione a linguiça esfarelada à panela e cozinhe até dourar bem. Adicione as lentilhas, o louro e o caldo de legumes ou caldo de carne. Deixe ferver, depois reduza o fogo para médio-baixo, tampe a panela e cozinhe por cerca de 30/40 minutos, até as lentilhas ficarem macias e macias. Adicione sal e pimenta a gosto. Retire a folha de louro da sopa e sirva quente, guarnecido com salsa fresca picada.

RISOTTO MILANÊS COM OSSOBUCO

Tempo de preparo: 15 minutos

Tempo de cozimento: 1 hora e 30 minutos

Ingredientes

(para 4 pessoas):

320 g de arroz Carnaroli ou Arborio

4 ossobuco de vitela

1 cebola picada

2 dentes de alho picados finamente

1/2 xícara de vinho branco seco

1,5 l de caldo de carne

Pistilos de açafrão (um sachê)

50 g de manteiga, sal e pimenta a gosto

50g de queijo parmesão ralado

Preparação:

Comece por preparar o ossobuco. Numa panela grande, aqueça um pouco de azeite e acrescente a cebola e o alho. Refogue até ficar translúcido. Adicione as perninhas à frigideira e doure-as dos dois lados até dourar. Adicione o vinho branco e deixe evaporar por alguns minutos. Adicione o caldo de carne à panela, tampe e deixe cozinhar em fogo baixo por cerca de 1 hora e 15 minutos, até que a carne fique macia e se solte facilmente dos ossos. Enquanto isso, prepare o risoto. Em uma panela separada, derreta a manteiga em fogo médio. Adicione o arroz e toste por alguns minutos, mexendo sempre. Adicione uma concha de caldo quente ao arroz e mexa até absorver.

Continue adicionando o caldo, aos poucos, mexendo sempre, até que o arroz fique al dente e cremoso. Isso deve levar cerca de 15/20 minutos. Adicione o açafrão ao risoto e misture bem para distribuir uniformemente. Retire o ossobuco da panela, retire o osso e corte a carne em rodelas ou stracciatella. Adicione a carne ossobuco ao risoto e misture delicadamente. Adicione o queijo ralado ao risoto e mexa até derreter completamente. Adicione sal e pimenta a gosto. Sirva o risoto milanês com osso buco quente, guarnecido com uma pitada de queijo ralado.

PENNE ALL'ARRABBIATA COM BACON

Tempo de preparo: 10 minutos

Tempo de cozimento: 20 minutos

Ingredientes

(para 4 pessoas):

320g de penne

200 g de bacon defumado,

corte em cubos

1 cebola picada

2 dentes de alho picados finamente

400 g de tomate pelado

1/2 xícara de vinho branco seco

Pimenta fresca picada

Azeite a gosto Sal a gosto

Salsa fresca picada para enfeitar

Preparação:

Comece fazendo o molho arrabiata. Em uma panela grande, aqueça um pouco de azeite e acrescente o bacon. Cozinhe até ficar dourado e crocante. Adicione a cebola e o alho à panela e refogue até ficar translúcido. Adicione os tomates pelados à frigideira, amassando-os levemente com um garfo. Adicione o vinho branco e a pimenta a gosto. Deixe cozinhar em fogo médio-baixo por cerca de 15/20 minutos, até o molho engrossar. Enquanto isso, leve uma panela com água e sal para ferver e cozinhe o penne conforme as instruções da embalagem, até ficar al dente. Escorra o penne e coloque-o na frigideira com o molho arrabiata. Misture bem para temperá-los com o molho. Sirva o penne all'Arrabbiata quente, guarnecido com salsa fresca picada.

CANELONES RECHEADOS COM CARNE

Tempo de preparo: 20 minutos

Tempo de cozimento: 30/35 minutos

Ingredientes

(para 4 pessoas):

12 canelones secos

300g de carne picada

1 cebola picada

2 dentes de alho picados finamente

400 g de polpa de tomate

2 colheres de sopa de pasta de tomate

1/2 xícara de vinho tinto

1 xícara de bechamel

1/2 xícara de queijo parmesão ralado

2 colheres de sopa de azeite

Sal e pimenta a gosto

Salsa fresca picada para enfeitar

Preparação:

Comece por preparar o recheio de carne. Numa frigideira, aqueça o azeite em fogo médio e acrescente a cebola e o alho. Refogue até ficar translúcido. Adicione a carne moída à panela e cozinhe até dourar bem e sem líquido. Adicione a polpa de tomate, a pasta de tomate e o vinho tinto. Misture bem e deixe cozinhar em fogo médio-baixo por cerca de 15/20 minutos, até o molho engrossar. Adicione sal e pimenta a gosto. Enquanto isso, leve uma panela com água e sal para ferver e cozinhe os canelones seguindo as instruções da embalagem, até ficarem al dente. Escorra os canelones e deixe esfriar um pouco. Recheie-os com o recheio de carne preparado. Pré-aqueça o forno a 180°C. Prepare uma assadeira retangular e espalhe no fundo uma camada de molho bechamel. Coloque os canelones recheados na assadeira, arrumando-os em uma única camada. Despeje o restante do molho bechamel sobre os canelones e polvilhe o queijo ralado por cima. Asse por cerca de 15/20 minutos, até o queijo ficar dourado e crocante. Retire do forno e deixe os canelones descansar alguns minutos antes de servir. Polvilhe com salsa fresca picada antes de servir.

TAGLIATELLE COM MOLHO DE JAVALI

Tempo de preparo: 15 minutos

Tempo de cozimento: 1 hora e 30 minutos

Ingredientes

(para 4 pessoas):

320g de tagliatelle

500 g de carne de javali picada

1 cebola picada

2 dentes de alho picados finamente

400 g de polpa de tomate

2 colheres de sopa de pasta de tomate

1/2 xícara de vinho tinto

2 colheres de sopa de azeite

Sal e pimenta a gosto

Salsa fresca picada para enfeitar

Preparação:

Comece por preparar o ragù de javali. Numa panela grande, aqueça o azeite em fogo médio e acrescente a cebola e o alho. Refogue até ficar translúcido. Adicione a carne de javali picada à panela e cozinhe até dourar bem e sem líquido. Adicione a polpa de tomate, a pasta de tomate e o vinho tinto. Misture bem e deixe cozinhar em fogo médio-baixo por cerca de 1 hora e 30 minutos, até o ragù engrossar. Adicione sal e pimenta a gosto. Enquanto isso, leve uma panela com água e sal para ferver e cozinhe o tagliatelle conforme as instruções da embalagem, até ficar al dente. Escorra o tagliatelle e tempere com o ragù de javali preparado. Sirva o tagliatelle com ragù de javali quente, guarnecido com salsa fresca picada.

SOPA DE FEIJÃO COM PRESUNTO

Tempo de preparo: 10 minutos

Tempo de cozimento: 1 hora e 30 minutos

Ingredientes

(para 4 pessoas):

250 g de feijão canelini seco

100 g de presunto cru cortado em cubos

1 cebola picada

2 dentes de alho picados finamente

2 cenouras cortadas em cubos

2 talos de aipo cortados em cubos

1 folha de louro

1 litro de caldo de legumes ou caldo de galinha

2 colheres de sopa de azeite, sal e pimenta a gosto

Salsa fresca picada para enfeitar

Preparação:

Comece preparando o feijão. Coloque o feijão seco em uma tigela e cubra-o com bastante água fria. Deixe-os de molho por pelo menos 8 horas ou durante a noite. Escorra e enxágue bem em água corrente. Numa panela grande, aqueça o azeite em fogo médio e acrescente a cebola e o alho. Refogue até ficar translúcido. Adicione o presunto, a cenoura e o aipo à panela e continue cozinhando por alguns minutos. Adicione o feijão embebido, a folha de louro e o caldo de legumes ou de galinha à panela. Deixe ferver, reduza o fogo para médio-baixo, tampe a panela e cozinhe por cerca de 1 hora e 30 minutos, até o feijão ficar macio e a sopa engrossar. Adicione sal e pimenta a gosto. Retire a folha de louro da sopa e sirva quente, guarnecido com salsa fresca picada.

RAVIOLI DE CARNE COM MANTEIGA E SÁLVIA

Tempo de preparo: 5 minutos

Tempo de cozimento: 57 minutos

Ingredientes

(para 4 pessoas):

250 g de ravióli de carne fresca

50g de manteiga

Folhas frescas de sálvia

Sal a gosto

Queijo parmesão ralado

Preparação:

Leve uma panela com água e sal para ferver e cozinhe o ravióli conforme as instruções da embalagem, até ficar al dente. Enquanto isso, derreta a manteiga em uma panela em fogo médio-baixo. Adicione as folhas de sálvia à frigideira e frite-as por alguns minutos, até ficarem crocantes. Escorra os raviólis e transfira-os para a panela com a manteiga e a sálvia. Misture delicadamente para cobrir o ravióli com a manteiga e a sálvia. Sirva o ravióli de carne com manteiga quente e sálvia, polvilhando com queijo ralado.

MACARRÃO ASSADO COM ALMÔNGUELAS

Tempo de preparo: 10 minutos

Tempo de cozimento: 30/35 minutos

Ingredientes

(para 4 pessoas):

350 g de macarrão

400 g de almôndegas

500 ml de molho de tomate

200 g de mussarela cortada em cubos

50g de queijo ralado

2 colheres de sopa de azeite

Sal e pimenta a gosto

Salsa fresca picada para enfeitar

Preparação:

Comece fazendo as almôndegas. Se você estiver usando almôndegas congeladas, siga

as instruções instruções na embalagem para
cozinhá-los. Leve uma panela com água e sal
para ferver e cozinhe o macarrão conforme
as instruções da embalagem, até ficar al
dente. Enquanto isso, em uma panela,
aqueça o azeite em fogo médio e acrescente o
molho de tomate. Deixe aquecer por alguns
minutos. Adicione as almôndegas à frigideira
com o molho de tomate e deixe cozinhar
cerca de 10/15 minutos, até ficarem cozidas e
o molho engrossar ligeiramente. Pré-aqueça
o forno a 180°C. Escorra o macarrão e
transfira-o para uma assadeira. Despeje o
molho de tomate e as almôndegas sobre o
macarrão e misture bem para distribuir
uniformemente. Adicione os cubos de
mussarela por cima do macarrão e polvilhe
com o queijo ralado. Asse por cerca de 1520
minutos, até o queijo derreter e dourar.
Retire do forno e deixe descansar alguns
minutos antes de servir. Polvilhe com salsa
fresca picada antes de servir.

FETTUCCINE ALFREDO COM FRANGO

Tempo de preparo: 10 minutos

Tempo de cozimento: 15/20 minutos

Ingredientes

(para 4 pessoas):

350g de fettuccine

300g de peito de frango cortado em tiras

200 ml de creme de cozinha

50g de manteiga

50g de queijo parmesão ralado

Sal e pimenta a gosto

Salsa fresca picada para enfeitar

Preparação:

Leve uma panela com água e sal para ferver e cozinhe o fettuccine de acordo com as instruções da embalagem, até ficar al dente. Enquanto isso, em uma frigideira, aqueça a manteiga em fogo médio. Adicione as tiras de frango à panela e cozinhe até dourar e cozinhar bem. Reduza o fogo para médio-baixo e coloque o creme de leite na frigideira com o frango. Misture bem e deixe cozinhar por alguns minutos, até o creme aquecer. Adicione o queijo ralado à frigideira e mexa até derreter completamente e formar um molho cremoso. Tempere com sal e pimenta a gosto. Escorra o fettuccine e coloque na frigideira com o molho Alfredo. Misture bem para cobrir o fettuccine com o molho. Sirva o fettuccine Alfredo com frango quente, guarnecido com salsa fresca picada.

MINESTRANE DE VEGETAIS COM BACON CRISPY

Tempo de preparo: aproximadamente 15 minutos

Tempo de cozimento: aproximadamente 25 minutos

Ingredientes

(para 4 pessoas):

100 g de bacon defumado em cubos

1 cebola média picada finamente

2 cenouras em cubos

2 talos de aipo cortados em cubos

2 batatas médias cortadas em cubos

200g de feijão verde cortado em pedaços pequenos

200 g de abobrinha cortada em cubos

400 g de tomate pelado, picado

1 litro de caldo de legumes

Sal e pimenta a gosto Azeite a gosto.

Preparação:

Em uma panela grande, aqueça um fio de azeite em fogo médio. Adicione o bacon e doure até ficar crocante. Retire o bacon da panela e reserve. Na mesma panela, adicione a cebola, a cenoura e o aipo. Cozinhe por cerca de 5 minutos ou até os legumes amolecerem ligeiramente. Adicione as batatas, o feijão verde, as abobrinhas e os tomates pelados picados na panela. Misture bem os ingredientes. Despeje o caldo de legumes na panela e leve tudo para ferver. Em seguida, reduza o fogo e cozinhe por cerca de 2.025 minutos ou até que todos os vegetais estejam macios. Tempere com sal e pimenta a gosto. Para servir, coloque o minestrone de legumes em tigelas individuais e decore com bacon crocante e salsa fresca picada.

TORTELLINI EM CALDO DE FRANGO

Tempo de preparo: aproximadamente 5 minutos

Tempo de cozimento: aproximadamente 10 minutos

Ingredientes

(para 4 pessoas):

250 g de tortellini (escolha entre: carne, queijo, espinafre, etc.)

1 litro de caldo de galinha

Salsa fresca picada (para enfeitar)

Preparação:

Em uma panela grande, leve o caldo de galinha para ferver. Adicione o tortellini ao caldo fervente e cozinhe conforme as instruções da embalagem. Geralmente leva cerca de 7/10 minutos, mas certifique-se de verificar as instruções específicas na embalagem do tortellini que você escolheu. Assim que o tortellini estiver cozido, retire a panela do fogo. Para servir, divida o tortellini em tigelas individuais e despeje o caldo de galinha quente por cima. Decore com salsa fresca picada. Os tempos de preparação e cozimento podem variar dependendo da sua experiência culinária e das especificações do seu fogão, por isso recomendo consultar as instruções na embalagem do tortellini para garantir um cozimento preciso.

PAPPARDELLE COM MOLHO DE CARNE

Tempo de preparo: aproximadamente 15/20 minutos

Tempo de cozimento do ragu: aproximadamente 1 hora

Ingredientes

(para 4 pessoas):

300 g de pappardelle fresco ou seco

500g de carne picada

1 cebola média picada finamente

2 dentes de alho picados

400 g de tomate pelado, picado

2 colheres de sopa de pasta de tomate

1/2 xícara de vinho tinto

1 xícara de caldo de carne

2 colheres de sopa de azeite, sal e pimenta a gosto

Preparação:

Em uma panela grande, aqueça o azeite em fogo médio. Adicione a cebola e o alho e deixe dourar um pouco. Adicione a carne moída à panela e cozinhe até dourar e ficar totalmente cozida. Adicione o extrato de tomate e misture bem com a carne. Cozinhe por alguns minutos para deixar os sabores se desenvolverem. Despeje o vinho tinto na panela e deixe evaporar completamente. Adicione os tomates pelados picados e o caldo de carne. Misture bem, deixe ferver, reduza o fogo e cozinhe por pelo menos uma hora, mexendo de vez em quando. Se o ragu secar muito durante o cozimento, você pode adicionar um pouco de água ou caldo. Enquanto isso, cozinhe o pappardelle em bastante água e sal seguindo as instruções da embalagem. Escorra-os al dente. Escorra o pappardelle e coloque-o diretamente na panela com o ragù de carne. Misture bem para misturar os sabores. Sirva o pappardelle com ragù de carne quente, guarnecido com queijo ralado e salsa fresca picada.

SOPA DE CEBOLA GRATINADA COM QUEIJO

Tempo de preparo: aproximadamente 15 minutos

Tempo de cozimento da sopa: aproximadamente 15 minutos

Ingredientes

(para 4 pessoas):

4 cebolas grandes, cortadas em rodelas finas

2 colheres de sopa de manteiga

1 litro de caldo de legumes ou caldo de galinha

2 fatias de pão torrado

Queijo ralado (por exemplo

Gruyère ou Emmental) a gosto

Sal e pimenta a gosto

Preparação:

Em uma panela grande, derreta a manteiga em fogo médio. Adicione as rodelas de cebola e cozinhe em fogo baixo, mexendo de vez em quando, até a cebola ficar bem caramelizada e macia. Isso leva aproximadamente 30/40 minutos. Adicione o caldo de legumes ou de galinha à panela com as cebolas caramelizadas. Deixe ferver, reduza o fogo e cozinhe por mais 15 minutos. Enquanto isso, pré-aqueça a grelha do forno. Coloque uma fatia de torrada em cada tigela refratária. Despeje a sopa de cebola quente sobre as fatias de pão torrado, espalhando uniformemente. Polvilhe queijo ralado generosamente sobre a superfície de cada tigela de sopa. Coloque as tigelas sob a grelha do forno e grelhe até o queijo derreter e dourar. Sirva a sopa de cebola gratinada quente.

TAGLIOLINI COM COGUMELOS PORCINI E BACON

Tempo de preparo: aproximadamente 15/20 minutos

Tempo de cozimento: aproximadamente 20/25 minutos

Ingredientes

(para 4 pessoas):

320g de tagliolini

200 g de cogumelos porcini frescos, fatiados

100g de bacon defumado em cubos

2 dentes de alho picados finamente

1/2 xícara de caldo de legumes

1/2 xícara de creme fresco

1/4 xícara de vinho branco seco

2 colheres de sopa de azeite, sal e pimenta a gosto

Salsa fresca picada (para enfeitar)

Preparação:

Em uma frigideira grande, aqueça o azeite em fogo médio. Adicione o bacon e doure até ficar crocante. Retire o bacon da frigideira e reserve. Na mesma panela, adicione os dentes de alho e os cogumelos porcini fatiados. Cozinhe por cerca de 5 minutos ou até os cogumelos amolecerem e liberarem o líquido. Adicione o vinho branco à panela e deixe evaporar por alguns minutos. Adicione o caldo de legumes e o creme de leite fresco à panela. Misture bem os ingredientes e cozinhe em fogo médio-baixo por cerca de 10/15 minutos, até o líquido reduzir um pouco e engrossar. Enquanto isso, cozinhe o tagliolini em bastante água e sal seguindo as instruções da embalagem. Escorra-os al dente. Adicione o tagliolini escorrido à panela com os cogumelos e o molho de natas. Tempere com sal e pimenta a gosto. Misture bem para misturar os sabores. Sirva o tagliolini com cogumelos porcini quentes e bacon.

CANELONE DE FRANGO COM ESPINAFRE E RICOTA

Tempo de preparo: aproximadamente 30 minutos

Tempo de cozimento: aproximadamente 40/45 minutos

Ingredientes

(para 4 pessoas):

12 canelones secos ou frescos

300g de peito de frango cozido e picado

200 g de espinafre fresco, cozido e espremido

250 g de ricota, 1 ovo

1/2 xícara de molho de tomate

1/2 xícara de bechamel

100g de queijo parmesão ralado

Sal e pimenta a gosto, Azeite a gosto

Preparação:

Pré-aqueça o forno a 180°C. Numa tigela, misture o frango picado, o espinafre cozido e espremido, a ricota, o ovo, metade do queijo ralado, sal e pimenta. Misture bem até obter uma mistura homogênea. Recheie os canelones com a mistura de frango, espinafre e ricota usando uma colher de chá ou um saco de confeitar. Em uma assadeira, espalhe uma fina camada de molho de tomate no fundo. Coloque os canelones recheados com molho de tomate na assadeira. Despeje o molho bechamel uniformemente sobre os canelones. Polvilhe o restante queijo ralado sobre o bechamel. Cubra a assadeira com papel alumínio e leve ao forno por cerca de 30 minutos. Em seguida, retire o papel alumínio e cozinhe por mais 10 a 15 minutos ou até os canelones dourarem e o queijo derreter. Retire do forno os canelones de frango com espinafre e ricota e deixe descansar alguns minutos antes de servir.

BORBOLETAS NO MARCEIRO COM SALSICHA

Tempo de preparo: 10 minutos

Tempos de cozimento: 40 minutos

Doses para 4 pessoas:

Ingredientes:

350 g de farfalle

250 g de linguiça fresca, sem pele e esfarelada

1 cebola picada

200 g de cogumelos botão, fatiados

200 ml de creme fresco

1/2 xícara de caldo de carne

Sal e pimenta a gosto

Salsa fresca picada (para enfeitar)

Preparação:

Cozinhe o farfalle em bastante água

salgado de acordo com as instruções da embalagem. Escorra-os al dente e reserve. Em uma panela, cozinhe a linguiça esfarelada até dourar. Retire da panela e reserve. Na mesma panela, adicione a cebola picada e os cogumelos fatiados. Cozinhe até que os vegetais amoleçam e liberem o líquido. Adicione a linguiça previamente cozida à panela com os legumes. Misture bem. Adicione o vinho branco (se desejar) e deixe evaporar alguns minutos. Adicione o creme de leite e o caldo de carne à panela. Misture bem, deixe ferver, reduza o fogo e cozinhe por cerca de 1.015 minutos, até o molho engrossar um pouco. Tempere com sal e pimenta a gosto. Adicione o farfalle à panela com o molho e misture bem para combinar com os ingredientes. Sirva o farfalle alla Boscaiola quente, guarnecido com salsa fresca picada.

SOPA DE TOMATE COM PRESUNTO CRISPY

Tempos de preparação: 10/15 minutos

Tempos de cozimento: 20/25 minutos

Doses para 4 pessoas:, Ingredientes:

800 g de tomate pelado

1 cebola picada

2 dentes de alho picados finamente

4 fatias de presunto cru

500 ml de caldo de legumes

2 colheres de sopa de azeite Sal e pimenta a gosto

Manjericão fresco picado (para enfeitar)

Preparação:

Em uma panela, aqueça o azeite em fogo médio. Adicione a cebola picada e o alho picado. Cozinhe até que fiquem macio e translúcido. Adicione os tomates pelados à panela, amassando-os com um garfo ou colher de pau para quebrá-los em pedaços menores. Adicione caldo de legumes ou caldo de galinha à panela. Deixe ferver, reduza o fogo e cozinhe por cerca de 2.025 minutos para desenvolver os sabores. Enquanto isso, pré-aqueça a grelha do forno. Coloque as fatias de presunto num tabuleiro forrado com papel manteiga. Coloque a panela sob a grelha e cozinhe o presunto até ficar crocante. Retire o presunto crocante do forno e deixe esfriar um pouco. Esfarele ou corte em pedaços pequenos. Usando um liquidificador de imersão ou liquidificador tradicional, bata a sopa de tomate até ficar homogêneo. Tempere com sal e pimenta a gosto. Sirva a sopa de tomate quente, guarnecida com presunto crocante esfarelado e manjericão fresco picado.

LASANHA DE FRANGO E VEGETAIS

Tempo de preparo: 30 minutos

Tempos de cozimento: 45 minutos

Doses para 4 pessoas:

Ingredientes:

250g de folhas de lasanha

400g de peito de frango cozido e desfiado

1 abobrinha cortada em cubos

1 pimentão vermelho picado

1 cebola picada

2 dentes de alho picados finamente

400g de molho de tomate

200 g de queijo ralado

Azeite a gosto Sal e pimenta a gosto

Manjericão fresco para enfeitar (opcional)

Preparação:

Pré-aqueça o forno a 180°C. Em uma panela, cozinhe a lasanha seguindo as instruções da embalagem. Escorra-os e reserve. Num tacho, aqueça um pouco de azeite e junte a cebola e o alho picados. Frite-os até ficarem translúcidos. Adicione a curgete e a pimenta à panela e cozinhe por alguns minutos, até os legumes amolecerem ligeiramente. Adicione o peito de frango desfiado à panela e misture bem. Tempere com sal e pimenta a gosto. Cozinhe por mais 23 minutos. Adicione o molho de tomate à panela e misture bem. Deixe cozinhar por cerca de 5 minutos, para que os sabores se misturem. Em uma assadeira, espalhe uma fina camada de molho de tomate no fundo.

Adicione uma camada de folhas de lasanha e depois uma camada de recheio de frango e vegetais. Continue alternando as camadas até acabarem os ingredientes, finalizando com uma camada de lasanha. Polvilhe o queijo ralado sobre a superfície da lasanha. Cubra a assadeira com papel alumínio e leve ao forno pré-aquecido por cerca de 30/35 minutos. Em seguida, destape a panela e cozinhe por mais 10 minutos, até que o queijo na superfície fique dourado e a lasanha bem cozida. Depois de pronta, deixe a lasanha descansar por alguns minutos. Decore com manjericão fresco se desejar e sirva quente.

ARROZ PILOTO COM SALSICHA

Tempo de preparo: 15 minutos

Tempos de cozimento: 25/30 minutos

Doses para 4 pessoas:

Ingredientes:

300 g de arroz Arborio ou Carnaroli

200 g de linguiça descascada e esfarelada

1 cebola picada

2 dentes de alho picados finamente

1 cenoura em cubos

1 talo de aipo picado

400g de molho de tomate

1 litro de caldo de legumes

Azeite a gosto Sal e pimenta a gosto

Preparação:

Em uma panela grande, aqueça um pouco de

azeite. Adicione a cebola, o alho, cenoura picada e aipo e frite até os legumes amolecerem. Adicione a linguiça esfarelada na panela e cozinhe até dourar. Adicione o arroz à frigideira e toste levemente por alguns minutos, mexendo sempre. Adicione o molho de tomate e misture bem. Deixe cozinhar alguns minutos, para que o arroz absorva os sabores. Adicione aos poucos o caldo de legumes quente, uma concha de cada vez, mexendo sempre. Espere o arroz absorver o caldo antes de adicionar mais. Continue cozinhando o arroz, adicionando o caldo e mexendo, até que o arroz esteja cozido al dente e tenha absorvido o líquido (cerca de 1520 minutos). Prove e ajuste o sal e a pimenta a gosto. Assim que o arroz estiver cozido e cremoso, retire do fogo e deixe descansar por alguns minutos. Decore o arroz piloto com salsa fresca picada se desejar e sirva quente.

LINGUINE COM AMÊIJOAS E BACON

Tempo de preparo: 30 minutos

Tempos de cozimento: 20/2 5 minutos

Ingredientes:

Doses para 4 pessoas:

500 g de linguine

1 kg de amêijoas frescas

100 g de bacon defumado

Alho (2 dentes)

Pimenta vermelha (a gosto)

Azeite (2 colheres de sopa)

Salsa fresca picada (a gosto)

Sal e pimenta a gosto)

Preparação:

Limpe e abra as amêijoas, eliminando as que já estão abertas ou partidas. Cozinhe o linguine em bastante água e sal até ficar al dente. Numa panela, aqueça o azeite e adicione o alho picado e a pimenta vermelha para dar sabor. Adicione o bacon defumado em cubos à frigideira e doure. Adicione as amêijoas à frigideira e tampe para abrir em fogo médio-alto. Escorra o linguine e coloque-o na frigideira com as amêijoas e o bacon. Tempere com sal e pimenta a gosto e misture delicadamente. Polvilhe com salsa fresca picada e sirva quente.

NHOQUE DE SORRENTINA COM PRESUNTO COZIDO

Tempo de preparo: 25 minutos

Tempos de cozimento: 20/25 minutos

Ingredientes:

Doses para 4 pessoas:

500 g de nhoque

400 g de polpa de tomate

150g de mussarela

100 g de presunto cozido

1 dente de alho

Manjericão fresco (a gosto)

Azeite (2 colheres de sopa)

Sal e pimenta a gosto)

Preparação:

Em uma panela, leve água com sal para ferver para cozinhar o nhoque. Numa panela, aqueça o azeite e adicione o dente de alho picado para dar sabor. Adicione a polpa de tomate à panela e cozinhe em fogo médio-baixo por 20/25 minutos para obter um molho espesso. Adicione o presunto cozido em cubos ao molho de tomate e misture. Cozinhe os nhoques em água fervente com sal até que subam à superfície. Escorra os nhoques e coloque-os na frigideira com o molho de tomate e o presunto cozido. Adicione a mussarela em cubos à panela e misture delicadamente. Tempere com sal e pimenta a gosto e decore com manjericão fresco. Servir quente.

SOPA DE FEIJÃO PRETO COM CHORIZO

Tempo de preparo: 15 minutos

(+ Molho do feijão: 8 horas)

Tempos de cozimento: 1 hora

ingredientes

Doses para 4 pessoas:

250 g de feijão preto seco

(ou 500g de feijão preto em lata)

200 g de chouriço fumado

1 cebola, 2 dentes de alho

2 cenouras, 2 talos de aipo

1 folha de louro

Caldo de legumes (cerca de 1 litro)

Azeite, sal e pimenta (a gosto)

Salsa fresca picada (para enfeitar)

Preparação:

Se usar feijão seco, deixe de molho em água fria por pelo menos 8 horas ou conforme instruções da embalagem. Escorra e enxágue. Numa panela grande, aqueça um pouco de azeite e adicione a cebola picada, o alho, a cenoura e o aipo. Frite por alguns minutos. Adicione o feijão preto à panela e cubra-o com o caldo de legumes. Adicione a folha de louro e deixe ferver tudo. Reduza o fogo e cozinhe por 12 horas (ou de acordo com as instruções da embalagem do feijão seco) até que o feijão esteja macio e macio. Entretanto, corte o chouriço em rodelas finas e doure numa frigideira antiaderente durante 10/15 minutos ou até ficar crocante. Adicione o chouriço à sopa de feijão e misture delicadamente. Tempere com sal e pimenta a gosto. Sirva a sopa de feijão preto com uma pitada de salsa fresca picada por cima.

RISOTTO COM COGUMELOS PORCINI

Tempo de preparo: 20 minutos

Tempos de cozimento: 35 minutos

Cozimento de cogumelos porcini: 10/12 minutos

Ingredientes:

Doses para 4 pessoas:

320 g de arroz Arborio ou Carnaroli

200 g de cogumelos porcini frescos

(40 g de cogumelos porcini secos, demolhados)

1 cebola, 2 dentes de alho

1 litro de caldo de legumes quente

100 ml de vinho branco seco

Parmesão ralado (a gosto)

Manteiga (30 g), Azeite

Sal e pimenta a gosto)

Salsa fresca picada (para enfeitar)

Preparação:

Se usar cogumelos porcini secos, deixe de molho em água quente por cerca de 2.030 minutos. Escorra-os e esprema-os bem. Se usar cogumelos porcini frescos, limpe-os e corte-os em fatias. Numa panela grande, aqueça um pouco de azeite e junte a cebola e o alho picados. Frite por alguns minutos até a cebola ficar transparente. Coloque o arroz na frigideira e toste levemente por alguns minutos, mexendo sempre. Adicione o vinho branco e deixe evaporar completamente.

Aos poucos, adicione o caldo de legumes quente, uma concha de cada vez, mexendo sempre e esperando que o líquido seja absorvido antes de adicionar mais. Entretanto, numa frigideira separada, aqueça um pouco de azeite e junte os cogumelos porcini. Cozinhe por 10/12 minutos ou até ficarem macios e dourados. Tempere com sal e pimenta. Continue adicionando o caldo de legumes ao risoto e mexendo até o arroz ficar al dente e a consistência do risoto ficar cremosa. Desligue o fogo e acrescente a manteiga e o parmesão ralado ao risoto. Mexa até a manteiga derreter e o queijo misturar. Cubra o risoto e deixe descansar alguns minutos. Sirva o risoto de cogumelos porcini decorado com salsa fresca picada por cima.

FUSILLI COM MOLHO DE CARNE

Tempo de preparo: 15 minutos

Tempos de cozimento: 72 minutos

Ingredientes

para 4 pessoas:

400g de fusilli

400 g de carne picada

1 cebola, 2 dentes de alho

400 g de purê de tomate

1 lata de tomate pelado, 1 cenoura

1 talo de aipo

Azeite, sal e pimenta (a gosto)

Salsa fresca picada (para enfeitar)

Preparação:

Numa panela grande, aqueça um pouco de azeite e junte a cebola picada, o alho, a cenoura e o aipo. Frite por alguns minutos até os legumes ficarem macios. Adicione a carne picada à frigideira e refogue até ficar bem cozida e dourada. Adicione o purê de tomate e os tomates pelados esmagados na panela. Misture bem. Tampe a panela e cozinhe por 12 horas, mexendo de vez em quando, até o molho reduzir e engrossar. Entretanto, cozinhe os fusilli em bastante água e sal até ficarem al dente. Escorra-os e reserve. Adicione o fusilli à panela com o molho de carne e misture bem. Tempere com sal e pimenta a gosto. Sirva o fusilli com molho de carne quente, polvilhado com salsa fresca picada.

TORTELLINI COM BACON E CREME

Tempo de preparo: 15 minutos

Tempos de cozimento: 57 minutos

Ingredientes

para 4 pessoas:

500 g de tortellini (recheado a gosto)

150 g de bacon defumado

200 ml de creme de cozinha

1 cebola

2 dentes de alho

Azeite

Sal e pimenta a gosto)

Preparação:

Em uma panela grande, leve à fervura a água para cozinhar o tortellini.

Cozinhe o tortellini de acordo com as instruções da embalagem. Escorra-os e reserve. Numa frigideira, aqueça um pouco de azeite e adicione o bacon fumado aos cubos. Frite até ficar crocante e dourado. Adicione a cebola e o alho picados à frigideira com o bacon e frite por alguns minutos até ficar macio. Adicione o creme de cozinha à panela e misture bem. Cozinhe em fogo médio-baixo por alguns minutos até que o molho aqueça e engrosse ligeiramente. Adicione o tortellini à frigideira com o bacon e o molho de natas. Mexa delicadamente para cobrir o tortellini com o molho. Tempere com sal e pimenta a gosto. Sirva o tortellini com bacon quente e creme de leite, polvilhado com salsa fresca picada.

PAPPARDELLE COM MOLHO DE COELHO

Tempo de preparo: 20 minutos

Cozimento do ragu de coelho: 23 horas

Cozinhar pappardelle: 810 minutos

Ingredientes

para 4 pessoas:

400g de pappardelle

600 g de carne de coelho desossada

1 cebola, 2 cenouras

2 talos de aipo, 2 dentes de alho

400 g de purê de tomate

250 ml de vinho tinto

Caldo de legumes (cerca de 500 ml)

Azeite, sal e pimenta (a gosto)

Preparação:

Numa panela grande, aqueça um pouco de

azeite e adicione a cebola, a cenoura e aipo picado. Frite por alguns minutos até os legumes ficarem macios. Adicione a carne de coelho à frigideira e doure até dourar por todos os lados. Adicione o alho picado e frite por um minuto. Adicione o vinho tinto à panela e deixe evaporar por alguns minutos. Adicione o purê de tomate e o caldo de legumes suficiente para cobrir a carne do coelho. Misture bem. Tampe a panela e cozinhe por 23 horas, mexendo de vez em quando, até que a carne do coelho esteja macia e desfie facilmente. Enquanto isso, cozinhe o pappardelle em bastante água e sal até ficar al dente. Escorra-os e reserve. Desfie a carne de coelho com dois garfos e junte ao ragu. Misture bem e cozinhe por mais 1015 minutos. Tempere com sal e pimenta a gosto. Sirva o pappardelle com ragù de coelho quente, polvilhado com salsa fresca picada.

SOPA DE FRANGO COM LEGUMES E CUSCUZ

Tempo de preparo: 20 minutos

Tempos de cozimento: 30/40 minutos

Ingredientes

para 4 pessoas:

4 coxas de frango

1 cebola, 2 cenouras

2 palitos de aipo

2 batatas, 2 abobrinhas

1 pimenta vermelha

2 dentes de alho

1 litro de caldo de galinha

200 g de cuscuz

Azeite, sal e pimenta (a gosto)

Preparação:

Numa panela grande, aqueça um pouco de azeite e junte a cebola picada, a cenoura, o aipo, a batata, a abobrinha e a pimenta. Refogue por alguns minutos até que os legumes comecem a amolecer. Adicione as coxas de frango à panela e refogue até dourar levemente. Adicione o alho picado e frite por um minuto. Despeje o caldo de galinha na panela e deixe ferver. Reduza o fogo e cozinhe em fogo médio-baixo por 30/40 minutos, até que o frango esteja bem cozido e os legumes macios. Enquanto isso, prepare o cuscuz conforme as instruções da embalagem. Escorra o frango e desfie-o com dois garfos. Adicione o frango desfiado à sopa de frango e legumes. Tempere a sopa com sal e pimenta a gosto. Sirva a canja de galinha com legumes quente, acompanhada de cuscuz.

TAGLIATELLE COM MOLHO DE CORDEIRO

Tempo de preparo: 20 minutos

Cozimento do ragu de cordeiro: 2/3 horas

Cozimento de tagliatelle: 10 minutos

Ingredientes

para 4 pessoas:

400g de tagliatelle

600 g de cordeiro cortado em cubos

1 cebola, 2 cenouras 2 talos de aipo

2 dentes de alho 400 g de purê de tomate 250 ml de vinho tinto

Caldo de legumes (cerca de 500 ml)

Azeite, sal e pimenta (a gosto)

Preparação:

Numa panela grande, aqueça um pouco de azeite e adicione a cebola, a cenoura e aipo picado. Frite por alguns minutos até os legumes ficarem macios. Adicione o cordeiro à panela e doure até dourar por todos os lados. Adicione o alho picado e frite por um minuto. Adicione o vinho tinto à panela e deixe evaporar por alguns minutos. Adicione o purê de tomate e o caldo de legumes suficiente para cobrir o cordeiro. Misture bem. Tampe a panela e cozinhe por 23 horas, mexendo de vez em quando, até que o cordeiro esteja macio e desfiado facilmente. Enquanto isso, cozinhe os tagliatelle em bastante água e sal até ficarem al dente. Escorra-os e reserve. Rasgue o cordeiro com dois garfos e adicione ao ragu. Misture bem e cozinhe por mais 10/15 minutos. Tempere com sal e pimenta a gosto. Sirva o tagliatelle com ragu de cordeiro quente, polvilhado com salsa fresca picada.

MASSA E FEIJÃO COM BACON

Tempo de preparo: 20 minutos

Tempos de cozimento: 30/40 minutos

Ingredientes

para 4 pessoas:

250 g de macarrão curto

200 g de bacon defumado,

cortado em cubos, 1 cebola

2 dentes de alho, 2 cenouras

2 palitos de aipo

400 g de feijão canelini em

lata (enxaguada e escorrida)

800 ml de caldo de legumes

400 g de purê de tomate

Azeite, sal e pimenta (a gosto)

Preparação:

Numa panela grande, aqueça um pouco de azeite e acrescente o bacon defumado. Frite até ficar crocante e dourado. Adicione a cebola picada, o alho, a cenoura e o aipo à panela. Frite por alguns minutos até os legumes ficarem macios. Adicione o purê de tomate, o feijão canelini e o caldo de legumes à panela. Misture bem. Leve a sopa para ferver, reduza o fogo e cozinhe em fogo médio-baixo por 20 a 30 minutos, até que os vegetais estejam macios e os sabores se misturem. Enquanto isso, cozinhe o macarrão em bastante água e sal até ficar al dente. Escorra e reserve. Adicione o macarrão à panela com a sopa de feijão e misture bem. Tempere com sal e pimenta a gosto. Sirva o macarrão e o feijão com bacon quente, polvilhado com salsa fresca picada por cima.

RAVIOLI DE PRESUNTO E QUEIJO COM MANTEIGA E SÁBIA

Tempo de preparo: aproximadamente 30 minutos

Tempos de cozimento: aproximadamente 10/12 minutos

Doses para 4 pessoas

Ingredientes:

250 g de macarrão ravióli

(de preferência fresco)

100 g de presunto cru

100g de queijo

(mussarela ou cream cheese)

50 g de manteiga, 68 folhas de sálvia

Sal e pimenta a gosto

Preparação:

Corte o presunto em cubinhos e pique o queijo. Abra a massa do ravióli sobre uma superfície enfarinhada. Coloque uma colher de chá de presunto e queijo em metade da massa, deixando espaço suficiente entre os recheios. Dobre a outra metade da massa sobre o recheio e pressione as bordas com os dedos para selar. Leve uma panela com água e sal para ferver e cozinhe os raviólis até que subam à superfície (cerca de 10/12 minutos). Enquanto isso, em uma frigideira, derreta a manteiga em fogo médio-alto até começar a dourar levemente. Adicione as folhas de sálvia e deixe cozinhar por alguns segundos até ficarem crocantes. Escorra os raviólis cozidos e transfira-os para a panela com a manteiga e a sálvia. Misture delicadamente os raviólis para temperá-los com a manteiga e a sálvia. Adicione sal e pimenta, se necessário. Sirva o ravióli quente e decore com algumas folhas crocantes de sálvia.

LASANHA DE ESPINAFRE COM BECHAMELLE E BACON

Tempo de preparo: aproximadamente 30 minutos

Tempos de cozimento: aproximadamente 40/45 minutos

Doses para 4 pessoas

Ingredientes:

250 g de lasanha de ovo

300 g de espinafre fresco

200 g de bacon defumado

500 ml de bechamel

100 g de parmesão ralado

Azeite a gosto Sal e pimenta a gosto

Preparação:

Pré-aqueça o forno a 180°C. Ferva o espinafre em água fervente com sal por alguns minutos, em seguida, escorra-os e esprema-os para retirar o excesso de água. Corte o bacon em cubos e doure-o numa frigideira com um fio de azeite até ficar crocante. Retire o bacon da frigideira e reserve. Numa assadeira, espalhe uma fina camada de bechamel no fundo. Disponha uma camada de lasanha e cubra com uma camada de espinafre e bacon. Adicione um pouco de queijo ralado e bechamel. Repita os passos anteriores até ficarem sem ingredientes, finalizando com uma camada de molho bechamel e queijo ralado. Cubra a panela com papel alumínio e leve ao forno por cerca de 30 minutos. Retire o papel alumínio e continue cozinhando por mais 1.015 minutos ou até que a superfície da lasanha esteja dourada e crocante. Retire a lasanha do forno e deixe descansar alguns minutos antes de servir. Corte em porções e sirva quente.

ESPAGUETE PUTTANESCA COM ANCHOVAS E AZEITONAS

Tempo de preparo: aproximadamente 10 minutos

Tempos de cozimento: aproximadamente 15/20 minutos

Doses para 4 pessoas

Ingredientes:

320 g de espaguete

4 filés de anchova em óleo

2 dentes de alho picados

400 g de tomate pelado, esmagado

60 g de azeitonas pretas, sem caroço e cortadas

2 colheres de sopa de alcaparras, enxaguadas

Pimenta vermelha seca, picada

Azeite extra virgem a gosto

Sal a gosto

Preparação:

Leve uma panela com água salgada para ferver e cozinhe o espaguete de acordo com as instruções da embalagem até ficar al dente. Numa panela, aqueça um pouco de azeite e adicione o alho picado e a pimenta vermelha seca (se desejar). Frite por alguns minutos até o alho dourar. Coloque os filés de anchova no azeite na panela e deixe derreter. Adicione os tomates pelados esmagados, as azeitonas fatiadas e as alcaparras. Misture bem. Deixe o molho cozinhar em fogo médio por cerca de 10 minutos, até engrossar um pouco. Escorra o espaguete al dente e transfira para a panela com o molho. Misture bem para misturar os ingredientes. Adicione sal se necessário. Sirva o espaguete puttanesca quente.

**CANELONES DE CARNE
COM MOLHO DE TOMATE**

Tempo de preparo: aproximadamente 30 minutos

Tempo de cozimento: aproximadamente 50 minutos

Doses para 4 pessoas

Ingredientes:

12 canelones

400g de carne moída

1 cebola picada

2 dentes de alho picados

400g de molho de tomate

200g de ricota

100 g de parmesão ralado

Azeite a gosto

Sal e pimenta a gosto

Preparação:

Pré-aqueça o forno a 180°C. Num tacho, aqueça um pouco de azeite e junte a cebola e o alho picados. Frite-os até dourarem. Adicione a carne moída à frigideira e cozinhe até dourar e ficar totalmente cozida. Adicione o molho de tomate à panela e misture bem com a carne moída. Deixe cozinhar por alguns minutos. Em uma tigela separada, misture a ricota com metade do queijo ralado. Tempere com sal e pimenta. Recheie os canelones com a mistura de carne moída e coloque-os em uma assadeira levemente untada. Despeje o restante do molho de tomate sobre os canelones, cobrindo-os completamente.

Polvilhe a superfície com o restante queijo ralado. Cubra a panela com papel alumínio e leve ao forno por cerca de 30 minutos. Retire o papel alumínio e continue cozinhando por mais 15/20 minutos, ou até que os canelones estejam bem cozidos e a superfície dourada. Retire os canelones do forno e deixe descansar alguns minutos antes de servir. Sirva os canelones quentes e decore com um pouco de salsa fresca picada, se desejar.

BORBOLETAS COM MOLHO DE SALSICHA E COGUMELOS

Tempo de preparo: aproximadamente 10 minutos

Tempos de cozimento: aproximadamente 20/25 minutos

Doses para 4 pessoas

Ingredientes:

320 g de macarrão farfalle

300 g de linguiça fresca, descascada e esfarelada

200 g de cogumelos botão, fatiados

1 cebola picada

2 dentes de alho picados

400 g de purê de tomate

120 ml de vinho branco seco

Azeite extra virgem a gosto

Sal e pimenta a gosto

Preparação:

Leve uma panela com água e sal para ferver e cozinhe o farfalle de acordo com as instruções da embalagem até ficar al dente. Num tacho, aqueça um pouco de azeite e junte a cebola e o alho picados. Frite-os até dourarem. Adicione a linguiça esfarelada na panela e cozinhe até dourar bem. Adicione os cogumelos fatiados e continue cozinhando por alguns minutos até que os cogumelos amoleçam. Despeje o vinho branco na panela e deixe evaporar completamente. Adicione o purê de tomate e misture bem. Deixe o molho cozinhar em fogo médio-baixo por cerca de 10/15 minutos, ou até engrossar um pouco. Adicione sal e pimenta a seu gosto. Escorra o farfalle al dente e transfira para a panela com o molho. Mexa delicadamente para combinar os ingredientes. Sirva o farfalle com linguiça quente e molho de cogumelos.

SOPA DE ERVILHAS COM PRESUNTO

Tempo de preparo: aproximadamente 10 minutos

Tempos de cozimento: aproximadamente 25/30 minutos

Doses para 4 pessoas

Ingredientes:

400 g de ervilhas frescas ou congeladas

100 g de presunto cru cortado em cubos

1 cebola picada

2 dentes de alho picados

1 litro de caldo de legumes

Azeite extra virgem a gosto

Sal e pimenta a gosto

Preparação:

Num tacho, aqueça um pouco de azeite e junte a cebola e o alho picados. Frite-os até dourarem. Adicione o presunto cru picado e cozinhe por alguns minutos até ficar crocante. Adicione as ervilhas e misture bem com o presunto e a cebola. Despeje o caldo de legumes na panela e deixe ferver. Reduza o fogo e deixe a sopa cozinhar em fogo médio-baixo por cerca de 20/25 minutos ou até as ervilhas ficarem macias. Bata parcialmente a sopa no liquidificador de imersão para obter uma consistência mais cremosa (pode deixar algumas ervilhas inteiras para obter uma textura mais rústica, se preferir). Adicione sal e pimenta a seu gosto. Sirva a sopa de presunto quente e decore com um pouco mais de presunto crocante, se desejar.

RISOTTO COM CREME DE TRUFA E BACON

Tempo de preparo: aproximadamente 10 minutos

Tempos de cozimento: aproximadamente 20/25 minutos

Doses para 4 pessoas

Ingredientes:

320 g de arroz Arborio ou Carnaroli

60 g de bacon defumado em cubos

1 cebola picada

2 dentes de alho picados

500 ml de caldo de legumes

60 ml de vinho branco seco

2 colheres de sopa de creme de trufas

50g de queijo ralado (parmesão ou pecorino)

Azeite virgem extra a gosto Sal e pimenta a
gosto.

Preparação:

Numa frigideira, aqueça um pouco de azeite
e adicione o bacon fumado aos cubos.
Cozinhe até ficar crocante. Adicione a cebola
e o alho picados à panela e refogue até
dourar. Adicione o arroz à frigideira e toste
por alguns minutos, mexendo sempre.
Despeje o vinho branco na panela e deixe
evaporar completamente. Aos poucos,
adicione o caldo de legumes na panela, uma
concha de cada vez, mexendo sempre e
acrescentando mais caldo somente quando o
anterior tiver sido absorvido. Continue
cozinhando o risoto, mexendo sempre, até
que o arroz fique al dente e atinja uma
consistência cremosa. Adicione o creme de
trufas ao risoto e misture bem. Adicione sal e
pimenta a seu gosto. Adicione o queijo ralado
ao risoto e mexa até derreter e misturar bem.
Sirva o risoto com creme de trufas e bacon
quente.

RECEITAS
SEGUNDO PRATOS

FRANGO ASSADO COM ESPECIARIAS AROMÁTICAS

Tempos de preparação: aproximadamente 10/15 minutos

Tempos de cozimento: aproximadamente 40/50 minutos

Doses para 46 pessoas

Ingredientes:

1 frango inteiro (cerca de 1,52 kg), limpo e eviscerado

Especiarias aromáticas a gosto

(cominho, orégano, tomilho, alecrim)

Sal e pimenta a gosto

Azeite virgem extra

Suco de limão (opcional)

Preparação:

Pré-aqueça o forno a 200°C. Em uma tigela, misture especiarias aromáticas, sal e pimenta para criar uma mistura de temperos. Esfregue o frango com um pouco de azeite virgem extra em toda a superfície. Polvilhe a mistura de temperos por toda a superfície do frango, massageando bem para ajudar os temperos a aderirem. Você também pode polvilhar um pouco de suco de limão na superfície do frango para dar um toque de frescor (opcional). Coloque o frango em uma assadeira e leve ao forno pré-aquecido. Cozinhe o frango por cerca de 40/50 minutos, ou até que a pele esteja dourada e crocante e a carne esteja bem cozida (certifique-se de que os sucos internos estejam claros e a temperatura interna atinja pelo menos 75°C). Depois de cozido, retire o frango do forno e deixe descansar alguns minutos antes de fatiar. Fatie o frango e sirva quente.

BIFE DE CARNE GRELHADO

Tempo de preparo: aproximadamente 10 minutos

Tempo de cozimento: 46 minutos para um bife

Doses para 4 pessoas

Ingredientes:

4 bifes de vaca

(corte de lombo, striploin)

Sal grosso

Pimenta preta moída na hora

Azeite virgem extra

Preparação:

Pré-aqueça a grelha em fogo alto. Antes de cozinhar o bife, certifique-se de que esteja em temperatura ambiente. Deixe descansar fora da geladeira por cerca de 30 minutos.

Esfregue o bife com um pouco de azeite virgem extra dos dois lados. Tempere o bife com sal grosso e pimenta-do-reino moída na hora dos dois lados, pressionando levemente para ajudar os temperos a aderirem à carne. Coloque o bife na grelha pré-aquecida e cozinhe em fogo alto pelo tempo desejado para o cozimento de sua preferência. Você pode virar o bife na metade do cozimento para obter uma grelha uniforme dos dois lados. Assim que atingir o ponto desejado, transfira o bife para uma tábua e deixe descansar alguns minutos antes de servir. Isso permite que os sucos sejam distribuídos uniformemente pela carne. Corte o bife em rodelas e sirva quente. Você pode enfeitar com um fiozinho de azeite virgem extra, se desejar.

COSTELETAS DE PORCO DE CHURRASCO

Tempo de preparo: aproximadamente 15 minutos

Tempos de cozimento: aproximadamente 25 minutos

Doses para 4 pessoas

Ingredientes:

1 kg de costeletas de porco

Molho de churrasco

Sal e pimenta a gosto

Azeite virgem extra

Preparação:

Pré-aqueça a grelha em fogo médio-alto. Esfregue as costeletas de porco com sal e pimenta dos dois lados. Pincele os dois lados das costelas com o molho barbecue, cobrindo-as bem.

Deixe as costelas marinarem por pelo menos 20 minutos para absorver os sabores. Pincele a grelha com um pouco de azeite virgem extra para evitar que as costelas grudem. Coloque as costeletas de porco na grelha pré-aquecida e cozinhe por aproximadamente 12 minutos de cada lado, ou até atingirem uma temperatura interna de pelo menos 70/75°F. Durante o cozimento, pincele as costelas com o restante do molho barbecue na metade do cozimento e vire para cozinhar por igual. Depois de cozidas, retire as costelas da grelha e deixe descansar alguns minutos antes de servir. Sirva a costelinha de porco ao churrasco quente, com molho barbecue adicional, se desejar.

SALSICHAS GRELHADAS COM CEBOLAS CARAMELIZADAS

Tempo de preparo: aproximadamente 15 minutos

Tempo de cozimento: aproximadamente 20 minutos

Doses para 4 pessoas

Ingredientes:

8 Salsichas (escolha o tipo

de salsichas que você preferir)

2 cebolas (de preferência cebolas vermelhas ou doces), fatiadas

Açúcar mascavo a gosto

Sal e pimenta a gosto

Azeite virgem extra

Preparação:

Pré-aqueça a grelha em fogo médio-alto. Numa panela, aqueça um pouco de azeite virgem extra e acrescente as cebolas às rodelas. Cozinhe em fogo médio-baixo, mexendo ocasionalmente, até a cebola amolecer e começar a caramelizar (cerca de 15 minutos). Adicione uma colher de chá de açúcar mascavo às cebolas caramelizadas e misture bem para caramelizá-las ainda mais. Continue cozinhando por mais 12 minutos, até que as cebolas fiquem com uma bela cor dourada. Retire do fogo e reserve. Pincele a grelha com um pouco de azeite virgem extra para evitar que as salsichas grudem. Coloque as salsichas na grelha pré-aquecida e cozinhe por cerca de 20 minutos, virando de vez em quando para cozinhar uniformemente, até que estejam bem cozidas e a pele fique crocante. Durante os últimos 5 minutos de cozedura, pode pincelar os enchidos com um pouco de azeite virgem extra para os tornar ainda mais suculentos. Depois de cozidos, retire os enchidos para a grelha e deixe-os repousar alguns minutos. Sirva os enchidos grelhados quentes, acompanhados de cebola caramelizada como acompanhamento.

VITELA ASSADA COM MOLHO DE COGUMELOS

Tempo de preparo: aproximadamente 20 minutos

Tempo de cozimento: aproximadamente 1 hora

Doses para 4 pessoas

Ingredientes:

1 kg de vitela (lado, coxa ou paleta)

Sal e pimenta a gosto Azeite extra virgem

200 g de cogumelos mistos

(champignon, cogumelos porcini, etc.)

1 cebola picada 2 dentes de alho picados finamente 200 ml de caldo de carne

200 ml de creme de cozinha

Preparação:

Pré-aqueça o forno a 180°C. Esfregue a

vitela com sal e pimenta por todos os lados. Aquecimento uma assadeira refratária com um pouco de azeite virgem extra. Doure a vitela por todos os lados até adquirir uma bela cor dourada. Transfira a vitela para uma assadeira e leve ao forno pré-aquecido por cerca de 1 hora, ou até que a temperatura interna atinja 65/70°C para mal passado. Enquanto isso, prepare o molho de cogumelos. Em uma panela separada, aqueça um pouco de azeite virgem extra e acrescente a cebola picada e o alho. Cozinhe até ficar macio e translúcido. Adicione os cogumelos à panela e cozinhe até ficarem dourados e macios. Adicione o caldo de carne e deixe cozinhar alguns minutos, depois acrescente o creme de cozinha e misture bem. Deixe o molho ferver em fogo médio-baixo até engrossar um pouco. Depois de cozida a vitela, retire do forno e deixe repousar alguns minutos antes de fatiar. Sirva a vitela assada às rodelas com o molho de cogumelos por cima e decore com salsa fresca picada, se desejar.

COSTELAS DE CORDEIRO COM HORTELÃ

Tempos de preparação: 15/20 minutos

Tempos de cozimento: 10/15 minutos

Doses para 4 pessoas

Ingredientes:

4 costeletas de cordeiro

Sal e pimenta a gosto

Azeite virgem extra

Suco de limão

Hortelã fresca, finamente picada

Preparação:

Esfregue as costeletas de cordeiro com sal, pimenta, um pouco de azeite virgem extra e algumas gotas de suco de limão dos dois lados.

Polvilhe hortelã fresca picada sobre as costeletas de cordeiro, pressionando levemente para aderir. Deixe as costeletas de cordeiro marinarem na geladeira por pelo menos 30 minutos, para que os sabores se misturem. Aqueça uma frigideira ou grelha refratária e pincele um pouco de azeite virgem extra. Cozinhe as costeletas de cordeiro na frigideira pré-aquecida ou grelhe em fogo médio-alto por cerca de 4 a 6 minutos de cada lado, ou até que estejam cozidas no ponto de sua preferência. Depois de cozidas, retire as costeletas de cordeiro da frigideira ou grelha e deixe descansar alguns minutos antes de servir. Sirva costeletas de cordeiro com menta quente como prato principal.

HAMBÚRGUER DE CARNE COM QUEIJO DERRETIDO

Tempos de preparo: aproximadamente 15/20 minutos

Tempos de cozimento: aproximadamente 10/15 minutos

Doses para 4 pessoas

Ingredientes:

500g de carne picada

Sal e pimenta a gosto

Queijo fatiado

Pão para hambúrgueres

Condimentos à sua escolha (alface, tomate, cebola, picles, maionese, ketchup)

Preparação:

Em uma tigela, misture a carne moída com sal e pimenta a seu gosto.

Você também pode adicionar outros temperos ou sabores de sua preferência. Divida a carne em 4 porções iguais e molde hambúrgueres com as mãos, compactando levemente a carne. Aqueça uma frigideira ou grelha em fogo médio-alto e pincele um pouco de azeite virgem extra. Cozinhe os hambúrgueres na frigideira pré-aquecida ou na grelha por cerca de 4 a 6 minutos de cada lado, ou até atingirem o ponto desejado. Nos últimos minutos de cozimento, coloque uma fatia de queijo sobre as almôndegas e tampe para derreter. Torre levemente o pão de hambúrguer na mesma frigideira ou grelha. Monte os hambúrgueres, colocando cada hambúrguer com queijo derretido dentro do pão de hambúrguer, e adicione o recheio de sua preferência. Sirva os hambúrgueres de carne com queijo derretido quente e acompanhe com batatas fritas ou salada, se desejar.

BIFE DE ATUM GRELHADO

Tempos de preparo: aproximadamente 10/15 minutos

Tempos de cozimento: aproximadamente 3/5 minutos de cada lado

Doses para 4 pessoas

Ingredientes:

4 filés de atum fresco

Sal e pimenta a gosto

Azeite virgem extra

Suco de limão (opcional)

Ervas frescas (como tomilho,

alecrim, salsa, etc.) opcional

Preparação:

Esfregue os filés de atum com sal e pimenta dos dois lados. Se quiser, pode espremer um pouco de suco de limão sobre os filés de atum para dar um toque de acidez.

Se desejar, também pode adicionar ervas aromáticas frescas, como tomilho ou alecrim, para dar sabor ao atum. Deixe o atum marinar cerca de 10/15 minutos para absorver os sabores. Aqueça uma frigideira ou frigideira antiaderente em fogo médio-alto e pincele um pouco de azeite extra-virgem. Cozinhe os filés de atum na frigideira ou frigideira pré-aquecida por cerca de 35 minutos de cada lado, ou até que estejam bem selados por fora, mas permaneçam rosados por dentro. O tempo de cozimento depende da espessura dos filés e do grau de cozimento desejado. Depois de cozidos, retire os filés de atum do prato ou frigideira e deixe-os repousar alguns minutos. Sirva os bifes de atum grelhados quentes, cortados em rodelas finas, acompanhados de acompanhamentos à sua escolha como salada, legumes grelhados ou arroz.

FRANGO RECHEADO COM PRESUNTO E QUEIJO

Tempos de preparo: aproximadamente 20/30 minutos

Tempos de cozimento: aproximadamente 40/50 minutos

Doses para 4 pessoas

Ingredientes:

4 peitos de frango desossados e sem pele

Sal e pimenta a gosto

Fatias de presunto cru

Fatias de queijo

(como mussarela, provolone,)

Azeite virgem extra

Ervas aromáticas secas

(orégano, tomilho, alecrim)

Corda de cozinha ou palito

Preparação:

Pré-aqueça o forno a 180°C. Divida os peitos de frango ao meio no sentido do comprimento, mas sem separar completamente os dois lados. Abra os peitos de frango e alise levemente com um martelo de carne ou com a palma da mão. Tempere os peitos de frango com sal, pimenta e uma pitada de ervas secas dos dois lados. Coloque uma fatia de presunto e uma fatia de queijo no centro de cada peito de frango aberto. Dobre as laterais do peito de frango sobre o recheio, como se fosse um rolo, e feche com um palito ou amarre com barbante de cozinha para manter o recheio no lugar. Aqueça uma frigideira antiaderente com um pouco de azeite virgem extra e cozinhe os peitos de frango recheados em fogo médio-alto por alguns minutos para dourar todos os lados.

Transfira os peitos de frango recheados para uma assadeira e leve ao forno pré-aquecido por cerca de 30/40 minutos ou até que o frango esteja completamente cozido e o queijo derretido e pegajoso. Depois de cozidos, deixe os peitos de frango recheados descansar alguns minutos antes de retirar o palito ou o barbante de cozinha. Sirva o frango recheado com presunto e queijo quente, cortado em rodelas, acompanhado de acompanhamentos à sua escolha como batata assada, legumes grelhados ou salada.

ESPETADOS DE CARNE MISTA GRELHADOS

Tempos de preparo: aproximadamente 20/30 minutos

Tempos de cozimento: aproximadamente 10/15 minutos

Doses para 4 pessoas

Ingredientes:

500 g de carne mista,

carne de porco, frango, cordeiro, cortado em cubos

Sal e pimenta a gosto

Azeite virgem extra

Especiarias ou marinada de sua preferência (como páprica,

curry, alho em pó, suco de limão, etc.)

Legumes de sua escolha (como pimentão, cebola,

tomate cereja, abobrinha, etc.), cortado em
cubos

Preparação:

Numa tigela, tempere o misto de carne com
sal, pimenta, azeite virgem extra e os
temperos ou marinada de sua preferência.
Deixe marinar durante pelo menos 20/30
minutos para absorver os sabores. Prepare
os espetos alternando cubos de carne e
vegetais em espetos de metal ou de madeira,
deixando algum espaço entre os pedaços
para um cozimento uniforme. Aqueça a
grelha ou uma grelha em fogo médio-alto e
pincele um pouco de azeite virgem extra.
Cozinhe os espetos na grelha ou frigideira
pré-aquecida por cerca de 5 a 8 minutos de
cada lado, ou até que a carne esteja cozida e
os vegetais estejam macios e levemente
carbonizados. Durante o cozimento, você
pode pincelar os espetos com um pouco da
marinada restante para dar sabor e mantê-
los suculentos. Depois de cozidos, retire os
espetos da grelha ou frigideira e deixe
descansar alguns minutos antes de servir.

FILÉ DE CARNE COM MOLHO DE PIMENTA VERDE

Tempos de preparo: aproximadamente 10/15 minutos

Tempos de cozimento: aproximadamente 10/15 minutos

Doses para 4 pessoas

Ingredientes:

4 filés de carne de aproximadamente 200 g cada

Sal e pimenta a gosto

Azeite virgem extra

2 colheres de sopa de pimenta verde em salmoura, escorrida e triturada

200 ml de creme de cozinha

50ml de conhaque (opcional)

Preparação:

Pré-aqueça uma frigideira refratária em

fogo médio-alto e pincele um pouco de óleo azeite extra virgem. Tempere os lombos de vaca com sal e pimenta dos dois lados. Cozinhe os filés de carne na frigideira pré-aquecida por aproximadamente 3/5 minutos de cada lado ou até atingirem o ponto desejado. Você pode ajustar o tempo de cozimento de acordo com suas preferências de cozimento (mal passado, mal passado, bem passado). Depois de cozidos, transfira os filés de carne para um prato e cubra com papel alumínio para mantê-los aquecidos. Na mesma panela, adicione o pimentão verde em conserva e mexa por alguns segundos. Adicione o creme de leite e o conhaque (se desejar) e misture bem. Deixe cozinhar por alguns minutos até o molho engrossar um pouco. Adicione a manteiga (opcional) para enriquecer o molho e mexa até derreter. Retire o molho do fogo e acrescente sal e pimenta, se necessário. Sirva os filés de carne quentes, fatiados, com o molho de pimentão verde por cima.

CACCIATORA DE FRANGO

Tempo de preparo: 15 minutos

Tempo de cozimento: 50 minutos

Doses para 4 pessoas

Ingredientes:

6 pedaços de frango (como coxas, peitos, asas) Sal e pimenta a gosto

Farinha para cobrir o frango

Azeite virgem extra

1 cebola grande, cortada em rodelas

23 dentes de alho picados

200 ml de purê de tomate

200ml de caldo de galinha

1 raminho de alecrim 1 folha de louro

100g de azeitonas pretas, sem caroço

Preparação:

Tempere o frango com sal e pimenta em ambos as laterais e, em seguida, cubra levemente com farinha. Aqueça uma frigideira refratária em fogo médio-alto e adicione um pouco de azeite virgem extra. Frite o frango na frigideira pré-aquecida até dourar dos dois lados. Retire o frango da panela e reserve. Na mesma panela, acrescente a cebola e o alho e refogue até ficar macio e translúcido. Adicione o purê de tomate, o caldo de galinha, o alecrim, o louro e o vinho tinto (se desejar). Misture bem. Volte o frango para a panela e leve tudo para ferver. Reduza o fogo para médio-baixo, tampe a panela e deixe cozinhar por cerca de 40 minutos, ou até que o frango esteja macio e totalmente cozido. Adicione as azeitonas pretas e os cogumelos fatiados (se desejar) à panela e continue cozinhando por mais 5 a 10 minutos. Retire o raminho de alecrim e a folha de louro antes de servir. Sirva o frango Cacciatore quente, acompanhado de acompanhamentos à sua escolha como batata assada, arroz ou legumes.

COSTELAS DE CORDEIRO COM ALECRIM

Tempo de preparo: aproximadamente 15 minutos

Tempo de cozimento: aproximadamente 15 minutos

Doses para 4 pessoas

Ingredientes:

8 costeletas de cordeiro

Sal e pimenta a gosto

Azeite virgem extra

23 raminhos de alecrim fresco

2 dentes de alho picados

Suco de meio limão

Preparação:

Pré-aqueça uma grelha ou frigideira antiaderente em fogo médio-alto. Tempere as costeletas de cordeiro com sal e pimenta dos dois lados. Pincele um pouco de azeite em ambos os lados das costeletas. Adicione o alecrim fresco e o alho picado às costeletas, pressionando levemente para aderir. Grelhe as costeletas de cordeiro por cerca de 4 a 6 minutos de cada lado ou até atingirem o ponto desejado. Você pode ajustar o tempo de cozimento de acordo com suas preferências de cozimento (mal passado, mal passado, bem passado). Durante o cozimento, você pode espremer suco de limão nas costelas para dar um toque de frescor. Depois de cozidas, transfira as costeletas de cordeiro para um prato e deixe descansar alguns minutos antes de servir. Sirva as costeletas de borrego com alecrim quentes, acompanhadas de acompanhamentos à sua escolha como batatas assadas, legumes grelhados ou salada.

BIFE DE CAVALO

COM MOLHO DE ALHO

Tempos de preparo: aproximadamente 10/15 minutos

Tempos de cozimento: aproximadamente 10/15 minutos

Doses para 4 pessoas

Ingredientes:

4 bifes de cavalo

Sal e pimenta a gosto

Azeite virgem extra

46 dentes de alho picados

Salsa fresca picada

Suco de limão

Preparação:

Pré-aqueça uma grelha ou frigideira antiaderente em fogo médio-alto.

Tempere os bifes de cavalo com sal e pimenta dos dois lados. Pincele um pouco de azeite em ambos os lados dos bifes. Adicione o alho picado aos bifes e pressione levemente para aderir. Grelhe os bifes de cavalo por cerca de 46 minutos de cada lado ou até atingirem o ponto desejado. Você pode ajustar o tempo de cozimento de acordo com suas preferências de cozimento (mal passado, mal passado, bem passado). Durante o cozimento, você pode espremer um pouco de suco de limão nos bifes para dar frescor. Depois de cozidos, transfira os bifes de cavalo para um prato e deixe descansar alguns minutos antes de servir. Polvilhe salsa picada sobre os bifes antes de servir. Sirva os bifes de cavalo com molho de alho quente, acompanhados de acompanhamentos à sua escolha, como batatas assadas, legumes grelhados ou salada.

PORCO ASSADO COM BATATAS ASSADAS

Tempos de preparo: aproximadamente 15/20 minutos

Tempo de cozimento: aproximadamente 1 hora e 30 minutos

Doses para 4 pessoas

Ingredientes:

1 kg de porco assado

Sal e pimenta a gosto

Ervas aromáticas (alecrim,

tomilho, sálvia) a gosto

1 kg de batatas cortadas em cubos

Azeite virgem extra

23 dentes de alho picados

Suco de 1 limão

Preparação:

Pré-aqueça o forno a 180°C. Tempere o porco assado com sal, pimenta e ervas. em uma assadeira, distribua os cubos de batata uniformemente. Adicione o alho picado, sal, pimenta e um fio de azeite. Misture bem para cobrir as batatas com os aromas. Coloque o porco assado na assadeira, por cima das batatas. Esprema o suco de limão sobre o assado e adicione um fio de azeite. Coloque a assadeira no forno pré-aquecido e cozinhe por cerca de 1 hora e 30 minutos, ou até que o assado atinja uma temperatura interna de pelo menos 165°F e as batatas estejam macias e douradas. Durante o cozimento, verifique ocasionalmente o assado e as batatas, virando-as para garantir que cozinhem uniformemente. Depois de cozido, retire o porco assado do forno e deixe descansar alguns minutos antes de fatiar. Serve o porco assado quente, acompanhado de batatas assadas.

FÍGADO DE VITELA

TIPO VENEZIANO

Tempos de preparo: aproximadamente 10/15 minutos

Tempos de cozimento: aproximadamente 20/25 minutos

Doses para 4 pessoas

Ingredientes:

500 g de fígado de vitela cortado em fatias finas

Sal e pimenta a gosto Manteiga a gosto

Farinha a gosto (para enfarinhar o fígado)

23 cebolas médias em fatias finas

1/2 xícara de vinho branco

Salsa fresca picada (opcional)

Preparação:

Tempere as fatias de fígado com sal e pimenta e enfarinhe levemente os dois lados das fatias. Em uma frigideira antiaderente, derreta um pouco de manteiga em fogo médio-alto. Adicione as fatias de fígado à panela e cozinhe por 23 minutos de cada lado, até dourar bem. Retire o fígado da panela e reserve. Na mesma panela, adicione outra porção de manteiga se necessário e acrescente as cebolas em rodelas. Cozinhe a cebola em fogo médio-baixo até ficar macia e levemente caramelizada. Despeje o vinho branco na panela e deixe evaporar por alguns minutos. Adicione as fatias de fígado douradas à panela com a cebola e o vinho. Continue cozinhando o fígado e a cebola juntos por mais 57 minutos ou até que o fígado esteja cozido, mas ainda macio no centro. Depois de pronto, você pode polvilhar o fígado com um pouco de salsa fresca picada (opcional). Sirva o fígado de vitela à veneziana quente, acompanhado de acompanhamentos à sua escolha como polenta, purê de batata ou legumes da estação.

COSTELA DE CARNE COM MOLHO DE TOMATE

Tempos de preparo: aproximadamente 15/20 minutos

Tempos de cozimento: aproximadamente 30/40 minutos

Doses para 4 pessoas

Ingredientes:

4 costeletas de carne

Sal e pimenta a gosto

Farinha a gosto (para enfarinhar as costeletas)

Azeite virgem extra

1 cebola média picada finamente

23 dentes de alho picados

400 g de tomate pelado, picado

1 colher de chá de açúcar

Manjericão fresco picado (opcional)

Preparação:

Tempere as costeletas de carne com sal e pimenta e enfarinhe levemente os dois lados. Em uma frigideira grande, aqueça um pouco de azeite em fogo médio-alto. Adicione as costeletas à panela e cozinhe por 45 minutos de cada lado, até dourar bem. Retire as costeletas da frigideira e reserve. Na mesma panela, se necessário, adicione um pouco de azeite e adicione a cebola picada. Cozinhe a cebola em fogo médio-baixo até ficar macia e translúcida. Adicione o alho picado à panela com a cebola e cozinhe por mais 12 minutos. Adicione os tomates pelados picados à panela com a cebola e o alho. Adicione também a colher de chá de açúcar para equilibrar a acidez dos tomates.

Leve o molho de tomate para ferver, reduza o fogo para médio-baixo e cozinhe por cerca de 20 minutos ou até o molho engrossar um pouco. Adicione as costeletas de carne ao molho de tomate e cozinhe em fogo médio-baixo por mais 15 minutos ou até que as costeletas estejam cozidas e macias. Antes de servir, você pode polvilhar as costeletas com manjericão fresco picado (opcional).

SALSICHAS DE PORCO COM PURÊ DE BATATA

Tempos de preparo: aproximadamente 15/20 minutos

Tempos de cozimento: aproximadamente 20/25 minutos

Doses para 4 pessoas

Ingredientes:

4 salsichas de porco

Azeite virgem extra

4 batatas médias, descascadas e cortadas em cubos

Sal a gosto Manteiga a gosto

Leite a gosto Pimenta preta a gosto

Salsa fresca picada (opcional)

Preparação:

Em uma frigideira, aqueça um pouco de azeite em fogo médio-alto. Adicione as linguiças de porco à frigideira e cozinhe por 10 a 12 minutos, virando de vez em quando, até ficar bem cozidas e douradas. Enquanto isso, em uma panela, leve água levemente salgada para ferver e adicione os cubos de batata. Cozinhe as batatas até ficarem macias e depois escorra. Amasse as batatas cozidas com uma pitada de sal, um pouco de manteiga e um pouco de leite. Continue amassando até obter uma consistência lisa e cremosa. Adicione pimenta preta a gosto. Depois de prontos, sirva as linguiças de porco quentes com o purê de batata.

COSTELA DE CORDEIRO DE CHURRASCO

Tempo de preparo: aproximadamente 20 minutos

Tempo de cozimento: aproximadamente 1 hora e 30 minutos

Doses para 4 pessoas

Ingredientes:

1 kg de costela de cordeiro

Sal e pimenta a gosto

Páprica doce a gosto

1/2 xícara de molho barbecue

2 colheres de sopa de molho de soja

2 colheres de sopa de mel

Suco de 1 limão

2 dentes de alho picados finamente

Azeite virgem extra

Preparação:

Pré-aqueça a churrasqueira em fogo médio-alto. Tempere as costelas de borrego com sal, pimenta e colorau doce. Numa tigela, misture o molho barbecue, o molho de soja, o mel, o suco de limão e o alho picado. Pincele as costelas de cordeiro com a marinada preparada, cobrindo bem todos os lados. Coloque as costelas de cordeiro na churrasqueira e cozinhe por cerca de 1 hora e 30 minutos, virando de vez em quando e pincelando com o restante da marinada. Durante o cozimento, verifique se as costelas estão cozidas, mas ainda macias e suculentas. Depois de prontas, retire as costelas de cordeiro da churrasqueira e deixe descansar alguns minutos antes de servir. Sirva a costelinha de cordeiro ao churrasco quente, acompanhada de acompanhamentos de sua preferência como salada, batata assada ou legumes grelhados.

BIFE DE PATO GRELHADO

Tempo de preparo: aproximadamente 15 minutos

Tempo de cozimento: aproximadamente 10 minutos

Doses para 4 pessoas

Ingredientes:

4 bifes de pato

Sal e pimenta a gosto

2 colheres de sopa de azeite extra virgem

2 dentes de alho picados finamente

Alecrim fresco picado (opcional)

Suco de 1 limão

Preparação:

Pré-aqueça a grelha em fogo médio-alto.
Tempere os bifes de pato com sal, pimenta e
azeite virgem extra. Adicione alho picado e
alecrim fresco à carne, se desejar. Coloque os
bifes de pato na grelha e cozinhe por cerca
de 45 minutos de cada lado, ou até dourar
bem por fora e rosado no centro. Durante o
cozimento, pincele os bifes com suco de limão
para dar um toque de frescor. Depois de
cozidos, retire os bifes de pato da grelha e
deixe-os descansar alguns minutos antes de
servir. Sirva os bifes de pato grelhados
quentes, acompanhados de
acompanhamentos à sua escolha como
batatas assadas, legumes grelhados ou salada
mista.

FRANGO COM LIMÃO E SALSA

Tempo de preparo: aproximadamente 15 minutos

Tempos de cozimento: aproximadamente 30/35 minutos

Doses para 4 pessoas

Ingredientes:

4 peitos de frango

Sal e pimenta a gosto

Suco de 2 limões

Raspas de 1 limão

Salsa fresca, picada finamente

Azeite virgem extra

Preparação:

Pré-aqueça o forno a 200°C. Tempere os peitos de frango com sal, pimenta, sumo de limão e raspas de limão. Aqueça um pouco de azeite em uma panela em fogo médio-alto. Adicione os peitos de frango à panela e cozinhe por 23 minutos de cada lado, até dourar. Transfira os peitos de frango para uma assadeira e leve ao forno pré-aquecido por aproximadamente 25 a 30 minutos ou até que estejam totalmente cozidos e suculentos. Nos últimos minutos de cozimento, polvilhe os peitos de frango com salsa fresca picada. Retire do forno o frango com limão e salsa e sirva quente, acompanhado de acompanhamentos à sua escolha como arroz pilaf, batata assada ou legumes cozidos no vapor.

FILÉ DE PORCO EMBALADO EM BACON

Tempo de preparo: aproximadamente 15 minutos

Tempo de cozimento: aproximadamente 30 minutos

Doses para 4 pessoas

Ingredientes:

4 filés de porco

Sal e pimenta a gosto

8 fatias de bacon

Azeite virgem extra

Preparação:

Pré-aqueça o forno a 200°C. Tempere os lombinhos de porco com sal e pimenta. Enrole cada lombo de porco com 2 fatias de bacon, cobrindo bem a carne. Aqueça um pouco de azeite em uma panela em fogo médio-alto. Adicione os lombinhos de porco embrulhados em bacon na panela e cozinhe por 23 minutos de cada lado, até que o bacon fique crocante. Transfira os lombinhos de porco para a assadeira e leve ao forno pré-aquecido por cerca de 25 minutos ou até ficarem cozidos e suculentos. Retire do forno o filé de porco embrulhado em bacon e deixe descansar alguns minutos antes de servir. Sirva o lombo de porco quente, acompanhado de acompanhamentos à sua escolha como batata assada, purê de batata ou legumes grelhados.

FÍGADO DE GALINHA
PANELA SAUTE

Tempo de preparo: 10 minutos

Tempos de cozimento: 10 minutos

para 4 pessoas:

Ingredientes:

500 g de fígado de galinha

Sal a gosto

Pimenta conforme necessário

Farinha a gosto

Azeite a gosto

1 cebola média,

fatiado (opcional)

Preparação:

Limpe bem o fígado de frango, removendo quaisquer partes gordurosas ou costelas indesejadas. Corte o fígado de frango em rodelas finas e tempere com sal e pimenta. Passe as fatias de fígado na farinha, agitando levemente para retirar o excesso. Aqueça um pouco de azeite em uma frigideira antiaderente em fogo médio-alto. Adicione o fígado de frango à panela e cozinhe por cerca de 4/5 minutos de cada lado, até dourar e formar uma crosta leve. Se desejar, coloque as rodelas de cebola na frigideira e refogue junto com o fígado por alguns minutos. Sirva o fígado de frango frito quente.

BIFE DE VÊNIS COM MOLHO DE BLUEBERRY

Tempos de preparação: 15/20 minutos

+ 10/15 minutos para o molho de mirtilo

Tempos de cozimento: 4 a 8 minutos de cada lado

para 4 pessoas:

Ingredientes

4 bifes de veado (cerca de 200 g cada)

Sal a gosto Pimenta a gosto

Azeite a gosto

200 g de mirtilos frescos ou congelados

1/4 xícara de açúcar, Suco de meio limão

1/2 xícara de caldo de carne

Preparação:

Pré-aqueça o forno a 180°C. Tempere os bifes de veado com sal e pimenta. Aqueça um um pouco de azeite em uma panela refratária em fogo médio-alto. Adicione os bifes de veado à panela e cozinhe por 24 minutos de cada lado, dependendo da preferência de cozimento desejada. Transfira os bifes para uma assadeira e leve ao forno pré-aquecido por mais 5/10 minutos, se necessário, até atingir o ponto desejado. Enquanto isso, prepare o molho de mirtilo: em uma panela, adicione os mirtilos, o açúcar, o suco de limão e o caldo de carne ou o suco do cozimento da carne de veado. Deixe ferver e reduza o fogo para médio-baixo. Cozinhe por cerca de 10/15 minutos, até os mirtilos se desmancharem e o molho engrossar ligeiramente. Se o molho estiver muito líquido, pode-se adicionar uma colher de chá de amido de milho dissolvido em um pouco de água para engrossar. Feito isso, deixe os bifes descansar alguns minutos antes de fatiar. Sirva as fatias de bife de veado com o molho quente de cranberry. Você pode adicionar acompanhamentos conforme desejar, como batatas assadas ou vegetais grelhados.

ALMÔNGUELAS COM MOLHO DE TOMATE

Tempos de preparação: 20/30 minutos

Tempos de cozimento: 20/25 minutos

Preparação do molho: 15/20 minutos

para 4 pessoas:

Ingredientes

Para as almôndegas:

500 g de carne picada (bovina,

carne de porco, vitela ou uma combinação)

1 ovo, 1/2 xícara de pão ralado

1/4 xícara de queijo ralado

(parmesão ou pecorino)

1 dente de alho picado

2 colheres de sopa de salsa fresca picada

Sal e pimenta a gosto Azeite a gosto.

Para o molho: 2 colheres de sopa de azeite

1 cebola média picada finamente

2 dentes de alho picados finamente

1 lata (400 g) de tomate pelado

1/2 xícara de caldo de carne ou água

Sal e pimenta a gosto

Manjericão fresco para enfeitar (opcional)

Preparação:

Para as almôndegas: Em uma tigela grande, misture a carne moída, o ovo, o pão ralado, o queijo ralado, o alho, a salsa, o sal e a pimenta. Misture bem até obter uma mistura homogênea. Forme almôndegas do tamanho desejado com as mãos, arredondando e compactando levemente. Aqueça um pouco de azeite em uma frigideira antiaderente em fogo médio-alto.

Adicione as almôndegas à frigideira e cozinhe por cerca de 10/12 minutos, virando-as delicadamente para dourar por todos os lados. Depois de cozidas, transfira as almôndegas para um prato e cubra-as com papel alumínio para mantê-las aquecidas. Para o molho: Na mesma frigideira das almôndegas, aqueça o azeite em fogo médio. Adicione a cebola e o alho picados e frite até ficarem macios e dourados. Adicione os tomates pelados amassados com as mãos e o caldo de carne. Misture bem e leve o molho para ferver. Reduza o fogo para médio-baixo e deixe o molho cozinhar por cerca de 10/15 minutos, até engrossar um pouco. Tempere com sal e pimenta a gosto. Adicione as almôndegas ao molho e deixe cozinhar por mais 5 minutos, para dar sabor e aquecer. Sirva as almôndegas com molho quente, polvilhadas com manjericão fresco (se desejar).

COSTELAS DE PORCO COM MOSTARDA

Tempo de preparo: 15 minutos

Tempos de cozimento: 15/20 minutos

para 4 pessoas:

Ingredientes

8 costeletas de porco

Sal e pimenta a gosto

2 colheres de sopa de mostarda Dijon

2 colheres de sopa de mel

2 colheres de sopa de azeite

Preparação:

Pré-aqueça o forno a 200°C. Tempere as costeletas de porco com sal e pimenta dos dois lados.

Em uma tigela pequena, misture a mostarda Dijon e o mel até ficar homogêneo. Espalhe o molho de mostarda e mel em ambos os lados das costeletas de porco. Aqueça o azeite em uma frigideira refratária em fogo médio-alto. Adicione as costelas à panela e cozinhe por cerca de 3/4 minutos de cada lado, até formar uma crosta dourada. Transfira as costelas para uma assadeira e leve ao forno pré-aquecido por mais 10 a 12 minutos ou até que estejam cozidas no ponto desejado. Depois de cozidas, deixe as costelas descansar alguns minutos antes de servir. Sirva as costeletas de porco com mostarda quentes, acompanhadas de acompanhamentos à sua escolha, como batatas assadas ou legumes grelhados.

BIFE COM MANTEIGA DE ALHO

Tempos de preparação: 10/15 minutos

Tempos de cozimento: 4 a 8 minutos de cada lado

para 4 pessoas:

Ingredientes:

4 bifes de vaca (cerca de 200 g cada)

Sal e pimenta a gosto

Azeite a gosto

4 colheres de sopa de manteiga

4 dentes de alho picados finamente

Salsa fresca picada para

enfeitar (opcional)

Preparação:

Pré-aqueça o forno a 180°C. Tempere os bifes com sal e pimenta dos dois lados. Aqueça um pouco de azeite em uma frigideira refratária em fogo médio-alto. Adicione os bifes à panela e cozinhe por 24 minutos de cada lado, dependendo da preferência de cozimento desejada. Transfira os bifes para uma assadeira e leve ao forno pré-aquecido por mais 5/10 minutos, se necessário, até atingir o ponto desejado. Enquanto isso, em uma frigideira pequena, derreta a manteiga em fogo médio-baixo. Adicione o alho picado e frite por cerca de 12 minutos, até dourar e perfumado. Depois de cozidos, deixe os bifes descansar alguns minutos antes de servir. Despeje a manteiga de alho sobre os bifes antes de servir e decore com salsa fresca picada (se desejar).

FRANGO COM CURRY

Tempos de preparação: 15/20 minutos

Tempos de cozimento: 25/30 minutos

para 4 pessoas:

Ingredientes:

4 peitos de frango cortados em cubos

Sal e pimenta a gosto

2 colheres de sopa de óleo vegetal

1 cebola média picada finamente

2 dentes de alho picados finamente

2 colheres de sopa de curry em pó

1 lata (400ml) de leite de coco

1 xícara de caldo de galinha

2 cenouras cortadas em fatias finas

1 pimentão cortado em cubos

Preparação:

Tempere os cubos de frango com sal e pimenta. Aqueça o óleo vegetal em uma frigideira em fogo médio-alto. Adicione o frango à panela e cozinhe até dourar por todos os lados. Retire o frango da panela e reserve. Na mesma panela, adicione a cebola picada e o alho. Frite-os até ficarem macios e dourados. Adicione o curry em pó e misture bem por 12 minutos para liberar os sabores. Adicione o leite de coco e o caldo de galinha. Misture bem e leve tudo para ferver. Reduza o fogo para médio-baixo e acrescente a cenoura e o pimentão. Tampe a panela e cozinhe por cerca de 15/20 minutos, ou até os legumes ficarem macios. Adicione os cubos de frango à panela e cozinhe por mais 5 a 10 minutos, até que o frango esteja cozido e o molho engrosse um pouco. Depois de pronto, sirva o frango ao curry quente, acompanhado de arroz basmati ou naan.

COSTELETAS DE PORCO COM MOLHO DE COGUMELOS PORCINI

Tempos de preparação: 15/20 minutos

Tempos de cozimento: 12/15 minutos

para 4 pessoas:

Ingredientes:

4 costeletas de porco com cerca de 150g cada

Sal e pimenta a gosto

2 colheres de sopa de azeite

1 cebola média picada finamente

200 g de cogumelos porcini frescos

ou seco (encharcado e torcido)

1 xícara de caldo de carne

1/2 xícara de creme de leite

Preparação:

Tempere as costeletas de porco com sal e pimenta dos dois lados. Aqueça o azeite em uma frigideira em fogo médio-alto. Adicione as costeletas de porco à panela e cozinhe por cerca de 6 a 8 minutos de cada lado, até ficarem cozidas e douradas. Retire as costeletas da frigideira e mantenha-as aquecidas. Na mesma panela, adicione a cebola picada e os cogumelos porcini. Cozinhe até a cebola ficar macia e os cogumelos dourados. Adicione o caldo de carne à panela e leve tudo para ferver. Reduza o fogo para médio-baixo e deixe cozinhar por cerca de 58 minutos, até o molho engrossar um pouco. Adicione o creme de cozinha à panela e misture bem. Continue cozinhando por mais 23 minutos, até que o molho esteja bem misturado e cremoso. Depois de prontas, sirva as costeletas de porco quentes, acompanhadas do molho de cogumelos porcini.

SALSICHAS DE PERU COM PIMENTOS ASSADOS

Tempo de preparo: 20 minutos

Tempos de cozimento: 30/40 minutos

para 4 pessoas:

Ingredientes:

8 salsichas de peru

2 colheres de sopa de azeite

2 pimentões de cores diferentes,

corte em tiras

Sal e pimenta a gosto

Salsa fresca picada

para enfeitar (opcional)

Preparação:

Pré-aqueça o forno a 200°C. Disponha as tiras de pimentão num tabuleiro e tempere com sal, pimenta e um fio de azeite. Misture bem para cobrir os pimentões. Cozinhe os pimentões no forno pré-aquecido por cerca de 20/25 minutos, até ficarem macios e levemente dourados. Retire-os do forno e reserve. Enquanto isso, aqueça o azeite em uma frigideira em fogo médio-alto. Adicione as salsichas de peru à panela e cozinhe por cerca de 5 a 6 minutos de cada lado, até ficarem cozidas e douradas. Depois de prontos, sirva as linguiças de peru quentes, acompanhadas dos pimentões assados. Decore com salsa fresca picada (se desejar).

BIFE DE VITELA COM MOLHO DE VINHO TINTO

Tempo de preparo: 20 minutos

Tempo de cozimento: 35 minutos de cada lado)

para 4 pessoas:

Ingredientes:

4 bifes de vitela (cerca de 200 g cada)

Sal e pimenta a gosto, Azeite a gosto

1 cebola média picada finamente

2 dentes de alho picados finamente

200 ml de vinho tinto,

200 ml de caldo de carne

2 colheres de sopa de manteiga fria,

corte em cubos

Preparação:

Tempere os bifes de vitela com sal e pimenta dos dois lados. Aqueça um pouco de azeite em uma panela em fogo médio-alto. Adicione os bifes à panela e cozinhe por 35 minutos de cada lado, dependendo da preferência de cozimento desejada. Retire os bifes da frigideira e mantenha-os aquecidos. Na mesma panela, adicione a cebola picada e o alho. Frite-os até ficarem macios e dourados. Adicione o vinho tinto à panela e deixe reduzir pela metade em fogo médio-alto. Adicione o caldo de carne à panela e leve tudo para ferver. Reduza o fogo para médio-baixo e deixe cozinhar por cerca de 5/8 minutos, até o molho engrossar um pouco. Retire a panela do fogo e acrescente a manteiga fria em cubos. Misture bem até a manteiga derreter e o molho ficar cremoso. Depois de prontos, sirva os bifes de vitela quentes, acompanhados do molho de vinho tinto.

FRANGO COM PIMENTÃO

Tempo de preparo: 20 minutos

Tempos de cozimento: 20/25 minutos

para 4 pessoas:

Ingredientes:

4 peitos de frango, sem pele e sem osso

Sal e pimenta a gosto

2 colheres de sopa de azeite

34 pimentões vermelhos frescos, cortados em rodelas

3 dentes de alho picados finamente

Suco de 1 limão

Preparação:

Tempere os peitos de frango com sal e pimenta dos dois lados. Aqueça o azeite em uma frigideira em fogo médio-alto. Adicione o frango à panela e cozinhe por cerca de 10/12 minutos de cada lado, até ficar bem cozido e dourado. Retire o frango da frigideira e mantenha aquecido. Na mesma panela, adicione a pimenta vermelha e o alho picado. Frite-os por 12 minutos, até ficarem macios e perfumados. Adicione o suco de limão à panela e misture bem. Coloque o frango de volta na panela e cozinhe junto com a pimenta e o alho por mais 23 minutos, para que fique bem saboroso. Quando estiver pronto, sirva o frango com pimenta quente.

CORDEIRO EM CROSTA DE ERVAS AROMÁTICAS

Tempo de preparo: 25 minutos

Tempos de cozimento: 30 minutos

para 4 pessoas:

Ingredientes:

4 costeletas de cordeiro

Sal e pimenta a gosto

2 colheres de sopa de mostarda Dijon

2 dentes de alho picados finamente

2 colheres de sopa de salsa fresca picada

1 colher de sopa de tomilho fresco picado

1 colher de sopa de alecrim fresco picado

2 colheres de sopa de pão ralado

2 colheres de sopa de azeite

Preparação:

Pré-aqueça o forno a 200°C. Salgue e apimente as costeletas de cordeiro dos dois lados. Numa tigela, misture a mostarda Dijon, o alho picado, a salsa, o tomilho e o alecrim. Espalhe a mistura de ervas uniformemente sobre a superfície das costeletas de cordeiro. Polvilhe pão ralado sobre as costeletas para criar uma crosta. Numa frigideira refratária aqueça o azeite e doure as costeletas de cordeiro dos dois lados até formar uma crosta dourada. Transfira as costeletas de cordeiro para a assadeira e leve ao forno pré-aquecido por 25 a 30 minutos ou até que o cordeiro atinja o ponto desejado. Sirva as costeletas de borrego incrustadas com ervas aromáticas quentes.

COSTELE DE FRANGO EMPANADO

Tempo de preparo: 15 minutos

Tempos de cozimento: 10/12 minutos

para 4 pessoas:

Ingredientes:

4 peitos de frango

Sal e pimenta a gosto

Farinha a gosto

2 ovos batidos

Pão ralado a gosto

Azeite para fritar

Preparação:

Monte uma estação de empanar com três tigelas separadas: uma com farinha, uma com ovos batidos e outra com pão ralado. Salgue e apimente os peitos de frango dos dois lados. Passe cada peito de frango na farinha, depois no ovo batido e por último na farinha de rosca, pressionando levemente para que a farinha de rosca grude. Aqueça bastante azeite em uma panela em fogo médio-alto. Frite as costeletas de frango empanadas na frigideira, virando uma vez, até dourar e ficar crocante dos dois lados, cerca de 5 a 6 minutos de cada lado. Escorra as costeletas em papel absorvente para retirar o excesso de óleo. Sirva as costeletas de frango empanadas quentes com acompanhamentos de sua preferência.

BIFE DE CARNE COM MOLHO DE CRANBERRY

Tempo de preparo: 10 minutos

Tempos de cozimento: 10/12 minutos

para 4 pessoas:

Ingredientes:

4 bifes

(aproximadamente 200250 g cada)

Sal e pimenta a gosto

Azeite para cozinhar

1 xícara de mirtilos frescos ou congelados

2 colheres de sopa de açúcar, suco de 1/2 limão

1/2 xícara de caldo de carne

1 colher de sopa de farinha de milho (amido de milho)

diluído em 2 colheres de sopa de água fria

Preparação:

R Aqueça uma frigideira antiaderente em fogo médio-alto. Salgue e apimente os bifes de ambos os lados. Adicione um fio de azeite na frigideira e coloque os bifes. Cozinhe os bifes por 46 minutos de cada lado, dependendo da espessura e do ponto desejado. Retire os bifes da frigideira e deixe-os descansar num prato coberto com papel alumínio por alguns minutos. Enquanto isso, na mesma panela, acrescente os mirtilos, o açúcar, o suco de limão e o caldo de carne. Deixe ferver. Reduza o fogo e cozinhe por cerca de 5 minutos até que os mirtilos se quebrem e o molho comece a engrossar ligeiramente. Aos poucos adicione o amido de milho diluído na água fria, mexendo sempre até o molho engrossar ainda mais. Sirva os bifes com o molho quente de cranberry.

BOLO DE CARNE RECHEADO

Tempo de preparo: 20 minutos

Tempos de cozimento: 45/50 minutos

para 4 pessoas:

Ingredientes:

500g de carne picada

(bovino, suíno ou misto)

100 g de pão ralado

1/4 xícara de leite

100g de queijo ralado

(parmesão ou pecorino)

2 dentes de alho picados finamente

2 colheres de sopa de salsa fresca picada

Sal e pimenta a gosto 1 ovo

Queijo fatiado

(mussarela ou provola)

1/2 xícara de molho de tomate

(ou molho marinara)

Preparação:

Pré-aqueça o forno a 180°C. Em uma tigela, misture a carne moída, o ovo, o pão ralado, o leite, o queijo ralado, o alho, a salsa, o sal e a pimenta até ficar homogêneo. Prepare uma forma retangular de carne na superfície de trabalho. Disponha as fatias de queijo no centro do retângulo de carne. Enrole a carne sobre ela mesma, selando bem as bordas para formar um bolo de carne recheado.

Transfira o bolo de carne para uma assadeira levemente untada com óleo. Despeje o molho de tomate sobre o bolo de carne. Leve ao forno pré-aquecido por 45/50 minutos ou até que o bolo de carne esteja bem cozido e dourado. Deixe descansar alguns minutos antes de fatiar o bolo de carne. Sirva o bolo de carne recheado com o molho de tomate picante.

BIFE DE PORCO COM MOLHO DE MAÇÃ

Tempo de preparo: 10 minutos

Tempos de cozimento: 12/15 minutos

para 4 pessoas:

Ingredientes:

4 bifes de porco (200 g cada)

Sal e pimenta a gosto

Azeite para cozinhar

2 maçãs verdes, descascadas e cortadas em fatias finas

2 colheres de sopa de manteiga

1/4 xícara de caldo de galinha

1/4 xícara de creme de leite

1 colher de sopa de mostarda Dijon

1 colher de sopa de açúcar

Preparação:

R Aqueça uma frigideira antiaderente em fogo médio-alto. Salgue e apimente os bifes de porco dos dois lados. Adicione um fio de azeite na frigideira e coloque os bifes. Cozinhe os bifes por 6 a 8 minutos de cada lado ou até que estejam cozidos e dourados. Retire os bifes da frigideira e deixe-os repousar num prato coberto com papel alumínio. Na mesma panela, adicione a manteiga e as rodelas de maçã. Cozinhe as maçãs até ficarem macias e levemente douradas. Adicione o caldo de galinha, o creme de leite, a mostarda Dijon e o açúcar. Misture bem e deixe ferver. Reduza o fogo e deixe ferver por cerca de 5 minutos, até o molho engrossar um pouco. Sirva os bifes de porco com purê de maçã quente.

ESPETADOS DE CAMARÃO E BACON

Tempo de preparo: 15 minutos

Tempo de cozimento: Grelhado: 68 minutos

para 4 pessoas:

Ingredientes:

16 camarões grandes, descascados

e privado do filamento preto

8 fatias de bacon defumado, cortadas ao meio

Suco de 1 limão

2 colheres de sopa de azeite

Sal e pimenta a gosto

1 colher de chá de páprica doce (opcional)

Raminhos de alecrim fresco (opcional, para enfeitar)

Preparação:

Pré-aqueça a grelha em fogo médio-alto. Em uma tigela, misture o suco de limão, o azeite, o sal, a pimenta e a páprica doce (se desejar). Passe um camarão em um pedaço de bacon e dobre o bacon em volta do camarão. Repita com o restante das fatias de camarão e bacon. Pincele os espetos com a marinada de limão e azeite. Coloque os espetos de camarão na grelha e cozinhe por 34 minutos de cada lado, virando uma vez, até que o bacon fique crocante e os camarões cozidos. Sirva os espetos de camarão e bacon quentes, guarnecidos com raminhos de alecrim fresco, se desejar.

BIFE DE PATO COM MOLHO DE LARANJA

Tempo de preparo: 10 minutos

Tempos de cozimento: 10/12 minutos

para 4 pessoas:

Ingredientes:

4 bife de pato

(aproximadamente 250 g cada)

Sal e pimenta a gosto

Azeite para cozinhar

2 laranjas, suco e raspas raladas

2 colheres de sopa de mel

2 colheres de sopa de vinagre de vinho tinto

1/2 xícara de caldo de galinha

1 colher de sopa de farinha de milho (amido de milho)

diluído em 2 colheres de sopa de água fria

Preparação:

R Aqueça uma frigideira antiaderente em fogo médio-alto. Salgue e apimente os bifes de pato dos dois lados. Adicione um fio de azeite na frigideira e coloque os bifes. Cozinhe os bifes por 46 minutos de cada lado, dependendo da espessura e do ponto desejado. Retire os bifes da frigideira e deixe-os descansar num prato coberto com papel alumínio por alguns minutos. Na mesma panela, adicione o suco e as raspas das laranjas, o mel, o vinagre de vinho tinto e o caldo de galinha. Deixe ferver. Reduza o fogo e deixe ferver por cerca de 5 minutos para engrossar um pouco o molho. Aos poucos adicione o amido de milho diluído na água fria, mexendo sempre até o molho engrossar ainda mais. Sirva os bifes de pato com o molho picante de laranja.

FRANGO COM ALECRIM E LIMÃO

Tempo de preparo: 10 minutos

Tempos de cozimento: 15/20 minutos

para 4 pessoas:

Ingredientes:

4 peitos de frango

Sal e pimenta a gosto

Suco de 2 limões

Raspas de 1 limão

2 colheres de sopa de azeite

2 dentes de alho picados finamente

23 raminhos de alecrim fresco

1/2 xícara de caldo de galinha

Preparação:

Numa tigela, misture o sumo de limão, as raspas de limão raladas, o azeite, os alhos picados, o sal e a pimenta. Se desejar, você pode marinar os peitos de frango na mistura de limão e azeite por cerca de 30 minutos. R Aqueça uma frigideira antiaderente em fogo médio-alto. Retire os peitos de frango da marinada (se tiver marinado) e seque levemente com papel toalha. Adicione os peitos de frango à frigideira e cozinhe por 68 minutos de cada lado, até dourar e ficar cozido. Adicione os raminhos de alecrim e o caldo de galinha à panela. Cubra com uma tampa e continue cozinhando por mais 57 minutos ou até que o frango esteja totalmente cozido e o caldo tenha reduzido ligeiramente. Retire os peitos de frango da frigideira e deixe-os descansar alguns minutos antes de servir. Você pode servir o frango com alecrim e limão com acompanhamentos de sua preferência.

CONCLUSÃO

Obrigado por reservar um tempo para explorar a "Dieta Carnívora 2025". Espero que as informações, conselhos práticos e receitas incluídas tenham inspirado e guiado você em sua jornada para uma saúde melhor e um bem-estar ideal. Adotar uma dieta carnívora pode ser uma escolha poderosa e transformadora, e o seu comprometimento é o primeiro passo para resultados reais e duradouros. Se você achou o livro útil e interessante, ficaria grato se você pudesse compartilhar sua experiência deixando um comentário. Suas palavras não apenas ajudam outros leitores a descobrir o livro, mas também fornecem feedback valioso que me ajuda a melhorar e a oferecer conteúdo ainda mais útil no futuro. Obrigado novamente pelo seu tempo e apoio. Desejo a você uma jornada nutricional frutífera e satisfatória! [KLARLOCK]